U0256111

戒糖

改变一生的
科学
饮食法

初夏之菡（罗晓）

著

中信出版集团 | 北京

图书在版编目（CIP）数据

戒糖：改变一生的科学饮食法 / 初夏之菌著. --

北京：中信出版社，2020.10 （2025.1重印）

ISBN 978-7-5217-1446-3

I.①戒…　II.①初…　III.①饮食营养学　IV.
①R155.1

中国版本图书馆CIP数据核字（2020）第136092号

戒糖：改变一生的科学饮食法

著　　者：初夏之菌

出版发行：中信出版集团股份有限公司

　　　　　（北京市朝阳区东三环北路27号嘉铭中心　邮编　100020）

承 印 者：河北鹏润印刷有限公司

开　　本：880mm×1230mm　1/32　　印　　张：9　　字　　数：160千字

版　　次：2020年10月第1版　　印　　次：2025年1月第19次印刷

书　　号：ISBN 978-7-5217-1446-3

定　　价：49.00元

目 录
CONTENTS

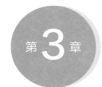

第3章 你为什么需要戒糖？

第4章 理性戒糖，你需要的知识

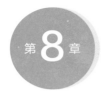

第 **8** 章 糖真正的错：高血糖带来了病痛

第 **9** 章 所谓戒糖，你该怎么做？

第 **10** 章 戒糖的另一种方式：轻断食

第 **11** 章 "567 饱腹法"：这样戒糖更符合身体需求

第 **12** 章 戒糖，还有这些鲜为人知的好处

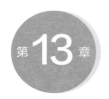

第13章　正念饮食：让你吃得幸福的科学

戒糖：并不是抗争，而是回归

你对"戒糖"或许并不陌生，在食品高度工业化之后，已经有无数的声音开始质疑糖这类食物的存在。哪怕在半个世纪前，我们还觉得糖是多么美妙的存在。但是依然请读者注意，这里的"戒糖"并不是我们字面上理解的意思。这个"戒"不是戒断的意思，与戒烟戒酒的"戒"完全不一样。

这里的"戒"取"警惕"这重意思。也就是说，要用理性而谨慎的态度对待糖，因为完全戒断本身就不是一种谨慎的状态，自然会陷入另一种极端。更何况，一些糖并没有害处，适量吃也没问题。

我们对糖的热爱已经持续了数千年，但是在 100 多年前就有人开始质疑"自由地吃甜食"或许是一种让健康失衡的缘由。1857 年《纽约时报》上出现了质疑的声音，只是那时候刚开始席卷的甜蜜风和制糖业的高额利润并没有让这一声音成为主流。

提出这一质疑意义非凡，因为人们几乎花了好几代的时间，才逐渐意识到食品工业的发展与身体健康之间的关系。直到显而易见的体重改变与一开始并无异样但有着"甜甜尿液"的病症——糖尿病在全球流行，这才引起一些流行病学家的重视。当流行病学家尝试着用简单且直观的方法观察这个世界究竟发生了什么的时候，他们发现精制糖的销售量与糖尿病的发生数产生了惊人的联系。

难道这就意味着吃糖与糖尿病之间存在某种关系吗？

解读并非这样简单，因为糖的销售量并不能直接代表糖的摄入量，而糖的摄入量与糖尿病的关系也并非这么轻易就能被证明。我们能从中获得的唯一信息就是：生活方式在发生巨大的改变，人们对糖的需求在急剧上升，同时也在不可避免地经历糖尿病的困扰。

肯定是什么东西出了问题，而那个东西正是人们罹患这类慢性病的本源。所有对饮食的疯狂控制和人为的禁忌都是在与自己做斗争，这场无休止的斗争持续了很多年，却并没有逆转我们超重、糖耐量受损、腰腹脂肪堆积、血脂不可控地上升、血压莫名其妙升高的趋势。有时我会感受到随着时间的流逝身体不再耐得住生活的挑战，也不受意识的控制；有时我会将其归结于人类基因的缺陷。然而只有极少数时候，我会去思索：是不是我们的生活方式失去了平衡？是不是我们开始制造一些身体并不能很好地承受的食物？与过去相比，真正改变的是物质的充足，我们学会高效率地从自然界提取高度富集的能量来满足疲于奔命的身躯；尽管我们不再需要为了吃饱而奔波，但是我们比以往任何时代都更加忙碌和疲惫——物质的丰盛如同潮水，上涨的浪潮反而会让我们不得不筑起更加高耸的建筑用以保护生存质量。很多人从 40 岁开始就疲于应对高血压、高尿酸、胰岛素分泌异常，甚至癌症——大病保险几乎成了老龄化社会的重大开支。

我们不会再轻易因为一场感冒或者腹泻就送了命，也不会再轻易因为伤口感染就截肢，我们的寿命变得空前地长；但是随之而来的是很多人在 45 岁以后的余生里全在与日渐衰退和不受控制的身体对抗。因为肥胖与糖尿病，我们与食物对抗；因为关节炎和痛风，我们与运动对抗；因为癌症，我们与药物对抗；因为阿尔兹海默病，我们与自己对抗。总之，寿命延长后的生活质量并没有那么理想，而无助又受限的老年生活反而成了很多人心中的梦魇：一种被社会和健全抛弃的生活。

"道理我都懂，就是做不到"的无力感我们经历了多少次？这种无力感并不能简单地归结于我们"缺乏意志力"，无数事实证明，需要用意志力才能解决的饮食问题实际上都是徒劳。比如，真正能让人长期保持优越健康状态的，必然是健康生活节奏已经深入骨髓的自然状态，而绝对不是每天需要靠照镜子"打鸡血"，或把社交账号头像换成"不瘦十斤不换头像"那种非常刻意而吃力的状态。

要知道，健康实际上是一种绝大多数人与生俱来的馈赠，而不是我们需要"努力"才能后天习得的。所以让我们的健康每况愈下的是不合理的信念和习惯，而高速发展的食品工业就是其中一个巨大的推手，无意识地对加工食品照单全收则让我们成了受害者。

试想一下，如果没有高度加工食品（比如饼干、糖果），我们能从天然食品中获取多少糖分？即使是天然糖含量极高的食品——蜂蜜、枫糖浆等，也很难让我们无缘无故上瘾。而只有当提纯的甜味——蔗糖、果葡糖浆等与各种富含其他味觉感受的刺激联结在一起后，我们才会吃下去远超个人所需的糖量而丝毫不觉得腻。比如那抹甜蜜与黑可可的醇厚苦涩交织，让人欲罢不能的巧克力，至今都风靡全球、受人欢迎。又比如完美结合了糖与略带酸味的奶酪的奶酪蛋糕，因为奶酪中自然发酵的乳酸中和了糖的甜味，让酸和甜都变得温和而不易察觉，其中含有30%以上的糖却不让人觉得甜腻。这种加工食品"过度完美"的口感麻痹了你的味觉，让你的身体自愿（其实是被迫）接受甚至依赖这些糖，还浑然不知。

这就是现代食品工业带给我们极致味觉享受的副作用。像所有物质上的欲望一样，让我们失去控制而纵欲伤身的往往不是脆弱的意志力，而是那些推着我们沉溺不可自拔的力量。深度加工食品因为技术而诞生，却止步于诱惑与金钱，最终招致我们对自我的怀疑和对食品的焦虑与抗拒。解铃还须系铃人，只有从源头上明白错误的饮食模式和营养失衡都是因为加工食品的错误引导，我们才能打心底里与自己和解，与食物和解，重新用爱与连接对待食物与营养，最后获得身心的健康与自在。

这并不是少数人意识的"潮流"，而是群体的觉知——在最新的美国膳食指南修订的过程中，美国膳食指南咨询委员会（DGAC）在新一版膳食指南（2020—2025 年版）中建议，进一步把添加糖在总热量摄入中的占比从原来的 10% 以下降到 6% 以下；近日新鲜出炉的《中国居民膳食指南科学研究报告（2021）》在最后的建议版块也明确指出：控制糖摄入、减少含糖饮料消费。这个科学有力的建议是基于我们过去近 30 年膳食情况变化得出的结论，也会是未来优化膳食重要的举措之一。这是公共卫生层面的"戒糖"举措，它象征着人们无论在科学证据，还是感性觉知上都达成的共识——我们的饮食结构该进化了。

戒糖为什么最近才流行起来？
我们之前做错了什么？

///

　　我们摄取食物的过程其实是一场修行，修行的内容就是营养和能量的交换。有些人在修行中伤痕累累，他们痛恨食物带来的肥胖和病痛，却割舍不了食物的诱惑；有些人在修行中明心见性，懂得饮食有节的道理，无论是粗茶淡饭还是满汉全席都能吃得有滋有味，身体也并不会因口腹之欲而损耗。"戒糖"是到某种程度才会明白的一种饮食方式，一个让我们节制的信号，一个让我们在修行的路上走得更加轻盈的风潮。

　　而"戒"这个字有多重意思，与很多人觉得戒就是"戒断"不一样，本书采用的"戒"的意思是"警惕"。我们在明白糖是种什么样的食物之后，真正要做的其实不是和它划清界限，势不两立，而是提防它却不完全拒绝它，让这份甜蜜存在得更合理。"只有小孩子才做选择，成年人都要"这句话不能浅显地理解为成年人都是贪心的。其实它深刻说明了小孩子在理性不完全发展之前，需要通过做选择"延迟满足"来获取最大利益。而成年人在掌握理性的工具之后，更应该在心和脑的统一度上修行。让吃和身体都因你做的选择而满足，才叫作真正的"什么都要"。

　　因此对待糖的最佳态度，既不是想吃就吃的开心至上，也不是完全戒断，与糖为敌，而是保持谨慎的态度，适可而止地吃，既享受现代科技带来的味觉享受，又顺应身体需求，可持续地保持健康状态。

///

戒糖戒掉的是什么？

　　所谓"戒糖"，就是尽可能减少我们在饮食中摄入的"游离糖"，并且控制饮食中的快消化碳水化合物型食物的总量。 因此"戒糖"绝不仅仅是把糖戒掉，更不能将其理解成"戒烟"这样有严格规范的行为。与烟不一样，糖仅仅在过量的情况下才会对身体造成不利影响，这种不利影响也并非由糖直接造成，而是源于饮食的整体不平衡。所以我们要树立的观念是，正确地享受糖带来的乐趣，合理地掌控碳水化合物的摄入和来源。这才是本书提倡的"戒糖"的真正含义——戒掉糖瘾，谨慎对待快消化碳水化合物，而不要丢掉对食物的热忱及其带来的享受。

　　游离糖指所有人为添加的单糖、二糖，以及天然存在于蜂蜜、天然糖浆、果汁中富集而"游离"的糖。这部分糖的最大特点是不均匀地分布在食物中，以至于我们通过吃这种食物而吃下过多的"空热量"（见图1-1）。

　　"空热量"食物的概念很好理解，指除了能够给我们热量之外，没有其他已知的营养益处的食物，而游离糖正符合这一概念。可能有好奇的读者问：那除了糖还有什么是空热量，油脂是不是呢？过度摄入蛋白质又算不算空热量呢？

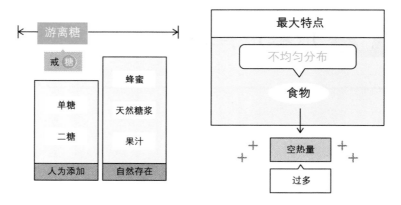

图1-1 游离糖普遍存在于食物中

这时候我们就需要用辩证的思维来看待空热量，空热量只有在摄入总热量超标的情况下才有意义。也就是说，对基本热量摄入不足的人（除了减肥人群）来讲，并不存在"空热量"这么一说，因为这些热量是可以做功并且有利于整体能量平衡的。比如，来自糖的热量可以维持血糖稳定，帮助节约蛋白质，防止肌肉和其他蛋白质流失。想象一下人体燃烧热量的优先度，如果能烧燃油（碳水化合物）和木炭（脂肪），谁也不会没事靠烧自己的家具（蛋白质）来取暖。这就保护了我们肌体重要的结构组成——以蛋白质为主的肌肉，让身体更加稳健而不至于枯瘦。所以在总体能量不足的情况下，没有什么是空热量。

而油脂因为发挥着与碳水化合物类似的作用，因此在热量没有过量的情况下也不算空热量。此外，科学认为除了饱和脂肪酸（比如黄油）和反式脂肪酸（不完全氢化的植物油）之外，其他的单不饱和脂肪酸（植物油中的油酸）和多不饱和脂肪酸［植物中的亚油酸，鱼油中的DHA（二十二碳六烯酸，俗称脑黄金）等］都已被证实在人体内有着重要生理功能，因此它们的作用远不止"燃烧"这么简单。目前来说，除了极个别热量摄入不足（不是吃不饱饭）的人之外，"游离糖"对大多数人而言是一种非常明确的空热量，因为它的确除了供应能量之外不做任何其他事情。所以糖是每个膳食能量充足的人都需要尽力减少的食物，这也印证了我前面的说法，错的并不是吃糖本身，而是整体膳食能量过剩，而吃糖又恶化了这一问题。

随着食物的高效生产，食品工业把食物的热量不断富集，比如一块小小的巧克力夹心饼干的热量远比一个天然的番茄高得多，因此食品加工就是我们通过科技人为地制造诱惑口感的过程。而这个过程恰好让我们在同样胃口的情况下，多吃了很多"空热量"——添加糖、油脂、淀粉等。随着医学和科技的发展，人类的物质生活越来越好，人均寿命大幅度有所延长，但是随着寿命的延长，我们发觉越来越多威胁健康的慢性病也随之而来，这很可能是工业化之后除了环境之外的另一个健康危机。慢性病如同一道黑色的阴影笼罩着一些人的后半生——伴随基因或者生活习惯而来，不容易仅仅通过药物治愈，只有生活根源的整顿与修正才能减缓慢性病的进程。这就是为什么如今西方营养学的主要研究对象是生活习惯与慢性病的关系，科学界逐渐意识到，慢性病确实是一种与生活习惯息息相关的反馈。巧合与运气都是我们尚未找到原因时的一种暂时的解释。正如坊间长久流传的一句俗话：人一生能吃的食物是有限的，谁先吃完谁先走。这句话并不严谨，因为食物的数量与热量没有绝对关系。但是它的逻辑却很精准地指出，如果我们在生命早期对饮食不加节制的话，就会过早患上慢性病，用后半生的"被迫节制"为之前的挥霍付出惨重的代价。

糖的爆发性生产、消费、食用与糖尿病、心血管疾病的井喷式发生几乎出现于同一时期。尽管建立食用游离糖与这些慢性病发生之间的关系还需要更多的实验去证明，但是我们清楚的是，随着生活习惯被工业化迅速改变，我们吃的东西变得越来越人工化——原本的小麦变成了饼干、面条，水果和蔬菜也变成了果汁、薯条、素汉堡这样能量高度富集的食物，最后的结果就是我们的胃容量虽然没有显著变化，但是随着能量密度升高，我们吃下去额外的包含热量的脂肪和精制的碳水化合物（包括糖），随之而来的自然是肥胖和其他代谢障碍。

所以我们要警惕，糖的过度摄入正是源于这种工业化食品的变迁，它迫使我们的饮食习惯发生改变，最后影响了身体在这个环境中的适应力——身体对血糖的调节跟不上饮食对它的冲击。同理，高血压、高血脂、高尿酸这类疾病均主要源于生活和饮食对身体的挑战超过了它能适应的极限。而糖作为一个不那么自然的存在，它并不高度富集于常见的水果和谷物中。目前人工培育出最甜的水果——冬枣也只有45%的含糖量，而且并不是一种日常被大量消耗的水果；而各种各样的谷物虽然淀粉含量可以高达75%，但是它们被麸皮或者谷糠包裹着，粗糙的表皮和食用的口感其实对胃口和消化都是极大的限制因素。米糠和粗谷物很难一碗接着一碗囫囵下肚，所以过去的人类并不会轻易吞下大量的淀粉；同理，动物身体的糖以糖原形式存在，也基本会在屠宰后的存放过程中消失殆尽。因此，天然未经高度加工的食品不会给我们带来摄入过量糖的问题。

而反观如今工业化后的饮食，早餐中最常见的面包、面条、馒头、花卷、白粥都是由脱糠又精细打磨过的谷物粉末制成。午餐与晚餐中作为主食的意大利面、白米饭的精制程度同样不能让人宽心。除此之外，零食更是富含糖和淀粉的大户。甜甜的奶酪蛋糕、舒芙蕾等"网红"美食备受欢迎，巧克力从来都是零食中"傲娇"的存在，冰激凌、鸡蛋仔是糖与牛奶的完美融合，还有经常被忽视却危害极大的含糖饮料（软饮、加糖奶茶、甜的果饮等），以及貌似不加糖却依然与糖密不可分的天然果汁，这些都是健康的威胁。然而糖与快消化淀粉在过去很长一段时间里并没有被科学界发觉，也没有被推上公共卫生问题的舞台。

人们终于觉醒：
甜蜜是一种负担

　　这就要从美国糖业和科学界的一段并不太光彩的故事说起。2016年，加州大学旧金山分校健康政策研究院的几位科研人员联合发表了一篇论文，讲述 20 世纪 60 年代曾经有过针对脂肪（尤其是胆固醇）与冠心病相关性的研究。而由美国糖研究机构（后改名为美国糖业协会）赞助的第一篇论文于 1965 年发布在著名医学学术期刊《新英格兰医学杂志》上，该论文强调了脂肪和胆固醇与冠心病的密切相关性，同时还刻意削弱了食用蔗糖也是风险因素这一事实。更加不合理的是，美国糖业协会赞助的这些流行病学研究在该论文发布的时候，没有声明其赞助机构，企图表明研究的中立性，掩人耳目。学者们还发现在 20 世纪60—70 年代，美国糖业协会成功地利用这一系列流行病学研究结果把冠心病的危险因子引到膳食脂肪和胆固醇上，而大大减弱了学界、业界以及民众关于食用糖的健康疑虑。

　　这个导向在学术上尚能"混淆视听"，因为流行病学是一门研究暴露因素（比如吃糖或吃脂肪）与健康结果（冠心病等）的相关性的学科，极少能直接推出因果性。而我们都知道，疾病的发生必然是多因素共同作用的结果，极少有单独的因素能推动疾病发生（除去炭疽杆菌与炭疽热这种具有直接相关性的感染类疾病）；就连艾滋病病毒是否会感染宿主都取决于宿主本身的免疫力等诸多因素。绝大多数疾病（尤其是慢性病），都是基因、环境、生活因素和身体特异性多重因素综合作用的结果。所以在各种流行病实验中，其实只能对某几种因素进行相关性研究。倘若这种研究在启动阶段就已经被资本控制了，那么可想而知，它在研究方向和解读数据的环节会多么具有导向性。尽管 20 世纪 60—70 年代这些流行病研究实验的设计并没有大漏洞，数据分析也是严格按照统计学的方法进行的，但是由于不公正的舆论导向，科研人员很可能故意不把"膳食糖摄入"视作一个独立风险，又或者不着重把这个风险放在实验结论中，反而刻意把"膳食脂肪和胆固醇"作为风险因素大大渲染。而很少深入探究流行病学研究的媒体和群众，非常容易把这类结论直接理解成"吃胆固醇导致冠心病"。而这个结论恰好又在生理学上特别解释得通——冠心病与动脉粥样硬化和血栓有密切的关系，而这种血栓斑块大多是由胆固醇构成的，同时冠心病病人也与高血脂人群高度重合，这下仿佛一切都说得通了。

这也就是为什么在国外，一度出现宣传大众吃低脂高糖食品的风气。几乎没有脂肪但是非常甜的酸奶，号称"低脂"的各种饼干、烘焙食品、膨化食品，以及把动物脂肪（含有胆固醇）换成植物脂肪，部分甚至含有氢化植物油的加工食品大量占据超市的货架。在很多西方国家的食品工业中，"低脂"至今都是一个重要的卖点。

其实早在 1972 年，来自英国的生理学家和营养学家约翰·尤德金出版了第一本关于"食用糖与健康"的科学著作《糖——纯净、洁白而致命》。这本书名非常惊人的书籍一出版就引起了长期乐于吃糖的公众以及美国糖业的强烈不安。他也是第一位把"吃糖"这种愉悦的过程与

"致命"和"有毒"这种负面体验相关联的作者，这本书的主题非常反常理。也正是在此之后，"糖"和"脂肪"在科学界和民间展开了一场长达近半个世纪的斗争。至今这个争议还没有完全消失，随着更多的科学研究结果出炉，大家对结果的解读比过往更加审慎了，所以越来越多关于"戒糖"的声音也出来了。只是有的主张因为过于极端又陷入了过度"恐碳水"的饮食陷阱中。

直到 2015 年，号称"营养膳食界风向标"之一的《美国膳食指南》才把对胆固醇的限制去除，同时世界上大多数膳食指南都加上了"减少摄入游离糖"的限制。这源于同年世界卫生组织发布的一份关于吃糖与健康的综合报告。这份报告表明，把游离糖限制在总能量摄取的 10% 以内是合理的，而进一步降低到 5% 是更加理想的程度。10% 的能量对于成年男性来说大约是每天 50 克的游离糖，而对于女性来说大约是 40 克的量。这个量是多少呢？中国人常用的椭圆形金属勺满满一勺大约是 10 克，而咖啡店里常见的方形包白砂糖每包是 5 克，可见 40~50 克并不多；而想把游离糖降到摄入能量的 5% 以内，那就只有 25 克和 20 克。

当然，上述这一举动并不是说来自食物的胆固醇（食源性）对心血管疾病没有任何影响，而是说因为对食源性胆固醇与体内最终胆固醇的量的相关性研究并不统一，目前无法推出摄入胆固醇造成疾病风险增加这个结论。所以秉承着对民众负责的态度，取消对胆固醇的限制是一个严谨但不能过度解读的决策。我们可以从中解读的就是，吃下去的脂肪和胆固醇并不是心血管疾病的最大诱因，甚至不能说是最重要的风险因素，因此没有必要"谈脂肪色变"，但是任何食物都不过量进食依旧是本能且符合健康需求的做法。世界卫生组织和各国膳食指南开始对游离糖进行限制也是一个认知的里程碑，人们开始意识到这种"甜蜜"容易成为一种身体负担。自此，经历了长久战斗的"糖脂之争"以对"游离糖"的全面设限暂告一个段落，世界开始进入"戒糖"大潮之中。本书将从科学、人的理性与感性以及实践三个角度告诉你如何面对"戒糖"时代纷乱的科学健康信息，又如何把知识合理运用在自己身上，给自己制订一个愉悦而健康的饮食计划。

"饮食有节"是老祖宗的智慧结晶，也是人类的本能，无论膳食指南怎么改，科学研究结果怎么变化和解读，这一点是从来没有被挑战过的。所以本书的基本宗旨也是"有节制而自在的健康饮食"。

戒糖是否矫枉过正了？

碳水化合物是我们身体必需的营养素之一，这是我们从小就被教育要知道的"常识"，也确实是经验性与实验性理论统一的结论。但是我们同时需要明白另一个事实，**需要糖不代表一定要吃糖，因为身体里通用的能量形式，并不是只能从食物中的糖和碳水化合物中获得。**那"戒糖"究竟是不是必需的，又会不会是矫枉过正，甚至我们有可能因此而缺乏碳水化合物以至于饮食不均衡吗？我们需要从经验和科学两方面来衡量。

无论是西方的营养流行病学还是东方的古老智慧，都告诉你：戒糖并不会造成营养不均衡，因为我们身体需要的是碳水化合物而不是精制淀粉，更不是游离糖。碳水化合物是一大类物质，它远远比你脑中浮现的馒头、面包、甜甜圈多得多。可以说，绝大多数天然的复合型食物中都含有一定量的碳水化合物，比如一颗中等大小的西蓝花中含有大约10克碳水化合物，100克干腰果中含有约41.6克碳水化合物，每100毫升牛奶中含有约5克的碳水化合物——乳糖，动物的肉中也会含有少量的碳水化合物——糖原。是不是感觉这些食物几乎跟"糖和碳水化合物"毫无关系？但是它们实际上都可以给我们的身体供应一定量的碳水化合物。所以只要我们的膳食组成足够丰富，而且尽可能选择新鲜而完整的食物，那么我们即使戒掉了游离糖和快消化的淀粉，也绝不存在缺乏碳水化合物的风险。希望读者能树立一个科学的观念——碳水化合物不是只能来源于糖和主食的。

我们热爱的那一抹甜最初也源于甘蔗复合的甘甜、西瓜的清甜、橘子里略带酸与涩的一缕甜味，从来都不是白花花的糖带来的并不自然的甜味。而"齁甜"这个词就是用来形容那种不自然且富集的甜味的比如蜂蜜、糖浆、果汁和各种甜品。你很少会觉得自然界中有什么食物是"齁甜"的，要是有，也多半源于人工物种改良后的植物果实，比如超甜的西瓜和荔枝。

因此我在开篇就说明了"戒糖"的"戒"是一种谨慎的态度，而不是戒断这种行为。而在此我也想说明，要尽可能减少你饮食中人工制造的"添加糖"和浓缩而富集的糖浆、果汁，二者并称为"游离糖"；限制"精制谷物"以及"淀粉"这两种生活中常见的快消化碳水化合物丰富的食物，而不是戒掉所有甜食、主食甚至碳水化合物。如果你很喜欢吃富含碳水化合物的食物，你完全可以在戒"游离糖"的情况下让碳水化合物占总食物热量的 50%~60%。我会在后面的章节专门给出食物标签和具体食谱，并教你如何在戒糖的同时保证摄入充足且优质的碳水化合物。

所以本书倡导的戒糖不等于戒断甜食，也不等于戒断精制谷物，更不等于戒断碳水化合物，而是对游离糖和淀粉保持谨慎的态度。它是一种更顺应当下的健康趋势，更加合理的饮食观。

即使你戒掉了上述所说的游离糖、精制谷物和淀粉，你依然可以从水果和蔬菜中吃到让你备感甜蜜的天然糖和让你更健康的多糖，以及牛奶中并不太甜却也能带来碳水化合物的乳糖。告别了精制谷物和淀粉，也仅仅意味着你不再吃小麦粉和大米制品，以及藕粉、绿豆粉这类精制的加工食物。但你依然可以开心地享用一碗杂豆红米饭，又或者吃用红枣泥做的"甜藕"这种自然调味的甜品。只要你足够重视，并用心获取相关知识，你一定能在自然的食物中找到完美的替代品，久而久之就可以达到自然地脱离不自然甜味的自在状态。即使你一开始在践行"减糖"的时候不能做到完全替代或者对这种"替换"有疑虑，但只要你能控制对人造糖类物质的摄入，并且决定打破精神和身体对"富集甜味"的双重依赖，你也就成功了一半。

只有想对了，你才能做得对。

Chapter

第 **2** 章

时下明星圈流行的
"戒糖饮食"靠谱吗？

无论是在时尚还是生活方式领域，明星总能掀起一个个让大众跟风的浪潮，这就是所谓的公众人物的示范效应。谁让他们总是以好看而体面的那一面示人呢？然而我们也需要冷静下来想想，他们的职业如此光鲜而且要求严苛，因此他们才需要用异于常人的方式去控制某些事情，比如体重，比如饮食（包括我们说的"戒糖"）。所以有的时候，明星的生活确有励志的一面，但是不懂知识就盲目跟风追随，往往会落得既没达到效果，还伤了身体或心情的下场。所以，"戒糖"只不过是一个标签，而标签背后的核心，其实是对血糖和身体更深的觉察。

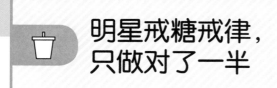

明星戒糖戒律，只做对了一半

　　戒糖、断糖、限糖大概是近两年比较热门的饮食话题了，这与日益恶化的全球大流行的高肥胖率、心血管疾病以及 2 型糖尿病有着密切的关系。随着 2016 年那篇揭发 20 世纪 60 年代美国糖业协会不合理干预科学言论的文章的发布，各国的膳食指南纷纷跟随世界卫生组织的脚步进行修订，把对游离糖和含有高糖分的食物的限制作为推荐内容。于是国内科普文章的基调都开始从限制高脂肪、高胆固醇变成限制糖。其中对血糖和皮肤关系的阐述就击中了明星的共同痛点——害怕皮肤老化和身材走样，所以在明星和各路"网红"圈子中逐渐刮起"戒糖保养"风。同时商家也看到了巨大商机，于是各路"抗糖保健品"应运而生。膳食指南的修订加上营养从业者的大力科普，以及明星网红深入人心的示范效应，都让这阵风吹得更加强劲。那么明星的戒糖食谱究竟靠谱吗？"抗糖丸"对健康有帮助吗？在这里我会用科学的方法进行分析。

　　除了自身的才艺外，明星最要紧的大概就是颜值和身材了，所以与"戒糖"的关系较为紧密。于是非常多演艺圈的颜值担当和网红，成为"戒糖"大军里最积极的榜样。下面我来分析一下某位明星的"戒糖戒律"：

1.不喝有糖的饮料（奶茶、罐装饮料）；

2.不吃甜点（蛋糕、甜甜圈、马卡龙、冰激凌统统不能吃）；

3.少吃特别甜的水果和酸奶。

这里面的原则简洁明了，都是戒掉或者严格限制某类食物。**第一条把所有"含有游离糖的液体食物"从膳食中划掉**。这个思路看似简单粗暴，但非常有道理。虽说"戒糖"也是目前科学界的一个热点话题，但是科学证据中最确凿的就是喝含有游离糖的饮料与蛀牙、肥胖以及慢性病之间的关系。我在后面会具体讲到为什么液体中的游离糖会比以固体形式吃下去的游离糖更加有害。

第二条进一步把明显含有游离糖的甜点戒掉。这也是一个值得借鉴并且有理有据的原则，毕竟这些甜点的确是游离糖来源最多的固体食物。不过，我们在执行这一条的时候需要注意两点。第一点，戒掉甜点不代表总碳水化合物减少，也不代表血糖反应因此降低，更不代表总热量摄入减少。所以它能代表的只有"我不吃甜品"而已，饮食中其他营养的均衡程度才能决定你的健康表现。第二点，不是所有的奶茶和咖啡都含有游离糖。比如自己用红茶和鲜奶制作的奶茶，因为含有牛奶（含有 5% 的乳糖），那么自然会有来自牛奶中的糖，而这类糖并不能算作游离糖。对于这类不额外添加游离糖（包括蜂蜜、果汁、糖浆）的自制饮料，只要不过量饮用，是不需要完全戒掉的。

第三条是少吃特别甜的水果和酸奶，其实也是对前两条"不吃高糖分的固体和液体食物"的延伸。为何这条需要单独列出来呢？那是因为很多人会有两个误区：第一是觉得水果都是很有利于健康的，因此不加限制地吃水果；第二是觉得乳制品都是很健康的，从而忽视了乳制品加工过程中的添加糖。所以这条单独列出来也是明智之举，这样就特别提醒我们，在饮食中不能只根据食物的种类去挑选，而要具体地看食物里究竟有哪些成分，然后衡量这些成分中是不是糖太多了，哪怕是天然来源的糖。只有如此审慎，才能做出明智的决策——我究竟该吃什么类型的食物，多少是合适的量。

综合来说，这三条关于戒糖的建议算是没有错误的，只是还很局限，因此不能认为做到了这三点就能成功戒糖。还有以下这些问题没有解决：

1. 低卡或者代糖饮料可以代替软饮料吗？纯果汁、蔬菜汁可以喝吗？蜂蜜水呢？甜品中的枇杷膏、秋梨膏可以吃吗？

2. 甜点不能吃的话，那么不甜的点心可以吃吗？苏打饼干呢？代糖做的甜品和糖果会更好吗？

3. 水果的甜度真的可以用味觉判定吗？酸奶含糖量多少才是合适的？怎么根据食品标签做选择呢？

在接下来的章节，我会从具体食物选择的角度逐个解释这些问题，帮你真正做到饮食有节。而这种节制不仅仅出自理性的约束，更出自对食物真正的理解。

健康饮食，才有好皮肤

通过吃来获得好皮肤虽然并不是一个严谨的命题，但是反过来看，如果吃不好就很难有好的皮肤，那么合理饮食是高颜值的一个必要但不充分的条件。毕竟皮肤的状况可以说完全取决于基因、营养、环境损伤、情绪和压力控制以及外在的养护这几个方面。所以吃得正确的确是皮肤抗糖化的关键步骤——只有健康的身体底子才能展示出有底气的颜值。

皮肤本身之所以长期被放在对颜值有重要影响的地位，其中一个重要的原因就是它是人体最大的器官，也是唯一的屏障。皮肤是一个名副其实的内外夹击的重要界面，因此对于环境的任何风吹草动，最快感知的就是它，做出反应的也是它。外界对皮肤的主要刺激来源于三个方面：紫外线、粉尘污染、空气温湿度（见图2-1）。首先，紫外线会对皮肤造成氧化和加温的双重破坏，而我们的皮肤老化也来源于日光造成的光老化和细胞自然衰老两部分，因此防晒是保护皮肤最基础的一步，也是最可控的那一部分。其次，空气中的污染物和灰尘也会给皮肤带来挑战，造成皮肤表面的角质层代谢不畅，从而堵塞毛孔，造成痤疮、闭口粉刺等问题，因此适度清洁就是维护皮肤健康的第二步。最后，空气温湿度也会直接影响皮脂腺的油脂分泌和皮肤天然保湿因子对水分的驻留能力，对空气温湿度不适应可能会造成所谓的水油不平衡，因此做好皮肤屏障的辅助修护——适时给皮肤补充水分，然后再用油包水质地的乳霜锁住水分的护肤程序，是我们力所能及的部分。

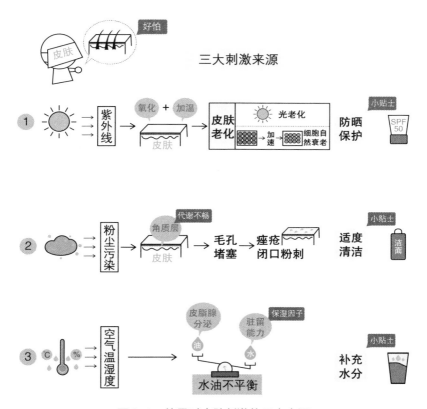

图 2-1　外界对皮肤刺激的三大来源

这是维护皮肤健康的几条对外的基本原则，那么对内呢？对内皮肤承受着血液中各种营养物质的滋润和冲刷，这里顺带提一下医美界的"皮肤中胚层疗法"——模仿血液，直接利用微小的针把各种配比好的营养输送到真皮和表皮间供结缔组织使用。而结缔组织中的各种弹性蛋白和胶原蛋白以及透明质酸就能非常直观地维护皮肤的健康和美观，相当于内支持不足就靠外力来补。可以理解为，血液中的营养物质是滋养皮肤最直接的通路。因此提倡通过饮食得当、适度运动维持良好的血液循环，其实就是理想的"内部美容"大计。

如果血液本身携带的营养物质不够"给力"，甚至携带了很多有害物质，皮肤很快就会表现出干燥、暗沉、脆弱、敏感、长痘痘、起皱纹、下垂等你能想到的拉低颜值的特征。这与我们的饮食、运动还有情绪有着直接关系。抗糖饮食能与颜值扯上关系，正是缘于皮肤这个最大屏障对高血糖的反馈如此明显。

从内部环境和外部环境两方面因素来看，我们可以发现"年龄"是独立于两个因素之外的一个不可控因素，所以不要再把"年老色衰"放在心上了。毕竟谁都会老去，而年龄的增长也是一个自然并且可以舒心接受的过程。所以要想保持好的皮肤状态，我们需要做的是优化外部环境和内部环境的健康状况，而不是逆转年龄装嫩，坦然而理性的心态也是保证皮肤健康的重要环节。

虽然高糖化会显著影响真皮层中各种支持皮肤弹性的蛋白质的活性，但是"糖化"并不是皮肤长出痤疮、皱纹和褐色斑或者变黄的唯一原因，所以我们的饮食也不能仅仅考虑"糖"这个单一因素。综合来说，饮食对皮肤的影响主要体现在以下几个方面：

1. 充足的营养素让皮肤有足够的材料和动力去新生和修复；

2. 充分的抗氧化物让皮肤抵御伤害；

3. 合适的血糖量让皮肤细胞健康生存而不过度"糖化"。

以上三点就是饮食能给皮肤带来的三种直接影响。由此可见，"糖化"只是其中之一，而且并不能直接推论出吃糖越少，我们的皮肤就越好。但是反过来说，血糖升高的确会给我们的皮肤带来不利的影响。所以要想获得更加年轻和有抵抗力的好皮肤，整体高质量、热量适度的饮食才是关键。我们的关注点也不应该只有"吃糖"是多还是少，而是整体对血糖的控制，这也就是为什么没有任何一种食物能预防疾病，但是每一种食物都或多或少会对疾病产生影响。

适度热量＋全面营养素＝有利于身体内部环境健康的饮食＝好的血液支持＝大概率优异的皮肤状态

饮食高质量的意思是"在每天适合自己的总热量中，选择营养密度最高、最接近天然食材、最多样化的食物结构"。这样做的目的有很多，比如尽可能避免高热量和过度饮食带来的过高的氧化压力，以及从多样化食物中获取尽可能多的抗氧化物和营养素，以此帮助我们的身体建立好的内部环境，抵抗外部环境的挑战。而尽可能减少游离糖和快消化碳水化合物的主要意义则在于，让血液长期保持在一个血糖稳定的状态，这样血液在流过真皮层下的微血管时，就不会对其中的各种胶原蛋白和弹性蛋白"下狠手"糖化。要知道，糖化后的胶原蛋白和弹性蛋白不仅丧失了对皮肤的支持和缓冲能力，让皮肤变得塌陷和脆弱，而且因为糖与蛋白质发生了"美拉德反应"，表皮下还会产生那些黄黄的颜色，犹如皮肤下的蛋白质和糖混合后被烤箱烤了一下。随着年龄增大，糖化反应积累多年后，我们的皮肤会越来越暗黄，而且多了去不掉的斑点，因为它们都是血液里的糖长期冲刷的痕迹。

而戒糖对皮肤的健康和美观的影响远不只帮助皮肤减少过度的糖化反应，它还能帮助我们在有限的总热量"容积"下，尽可能摄入更多含有其他有益营养素的食物。比如没有糖的番茄炒蛋比放了很多糖的版本热量更低，你可以多吃一点而不用怕热量过高。所以在保证热量限制的情况下，戒糖实际上是一种提高饮食质量的行为，对于我们遵循"营养素充足"的原则也是有利的，毕竟减少"空热量"是现代人饮食中的一个重大诉求。

第二点是关于血液中抗氧化物与皮肤对抗自由基的理论，我在这里不展开解释个中的复杂机理。简而言之，自由基是身体内氧化呼吸反应必然产生的一种物质，它的"杀伤性"很强，经常会攻击细胞中的DNA（脱氧核糖核酸）和蛋白质等大分子，从而导致细胞凋亡，进而出现肉眼可见的损伤以及衰老。比如日照过度带来的氧化压力，就会让我们产生皱纹，皮肤弹性降低，这些都是活跃的自由基攻击皮肤的胶原蛋白，以及杀伤真皮层的细胞造成的结果。但是身体的氧化反应不仅是我们细胞使用能量时必需的"燃烧"过程，而且自由基的杀伤力对抑制肿瘤细胞、调控免疫力也发挥着复杂作用，所以我们不能认为自由基是坏东西，我们饮食的目的也不是去除所有自由基。正确而合理的态度应该是，我们需要让体内的自由基可控地为我们服务，因此我们需要摄入足够多的来自天然食物中的抗氧化物，比如说橙黄色蔬菜里的类胡萝卜素，还有蓝紫色蔬果里的原花青素，全谷物里的维生素B和维生素E，以及动物性食物中丰富的矿物质。只要这些营养素来自一个同样复杂而且成熟的机体（无论是动物还是植物），它们的含量就基本处于一个合理的范围，不仅可以较好地搭配，也可以很融洽地融入我们的饮食。根据这个逻辑管理饮食的话，富含大量游离糖的食物显然并不属于任何一个我们觉得"自然"的体系，所以"戒糖"实际上也有助于我们提高整体膳食的质量。

只要懂得运用上述的膳食搭配原理，其实距离戒糖的最后一个饮食建议就非常近了。我们要在"美容饮食"中把糖单独考虑进去，因为过多摄入的糖分会跑到血液里升高血糖，然后高血糖会肆虐它流经的每一寸组织并糖化"当地"的细胞和组织。如果我们皮肤下的胶原蛋白和弹性蛋白被糖化，也会出现类似自由基过多而造成的伤害。所以我们对糖化的态度与对自由基类似，即希望这个过程是可控的。

糖化是必然的过程，我们的血液里不可能没有葡萄糖，哪怕完全不吃碳水化合物，身体也会很费力地制造出葡萄糖，同时带来一定的副作用。所以这也是绝大多数医生和营养师不建议用"生酮饮食法"（一种几乎戒断碳水化合物，用脂肪提供能量的极端饮食模式）来达到戒糖目的的原因。我们的身体并非被设计成这样运作的，而强行让身体用脂肪（酮体）供能，不仅在饮食上会遇到很多困难，也会时常面临"不可持续"的问题。要想管理好血糖，我们需要关心的依然是单糖的多少，总碳水化合物的多少，总热量的多少。这三点就是能左右饮食相关血糖水平的主要因素，就像明星饮食戒律所传达的那样，我们要戒掉含有添加糖的饮料和甜品，限制高糖分的水果和酸奶。实际上这个戒律仅仅符合我们控血糖的第一步——对单糖的限制。而实际上，能直接转化成血糖的不仅仅是单糖，很多碳水化合物、脂肪和某些氨基酸都可以在体内被巧妙转化成葡萄糖，从而使血糖升高，这就是为什么总体的碳水化合物甚至总热量都要考虑进去。这些我在后面章节会有更详细的介绍。

你可以顺便思考一下，为什么肥胖会是 2 型糖尿病的独立风险因素？一个人如果完全不吃含游离糖的食物，但是因吃下去的总热量超标而趋于肥胖，他依然有更高的概率患上 2 型糖尿病。所以我一直倡导的不是戒断糖本身，而是审慎地看待所有的空热量和会提升血糖的饮食组成。读完本书，读者们一定会对这个结论有更加深刻的理解。

Chapter

第 **3** 章

你为什么需要戒糖？

戒糖听上去不太美好，仿佛一下子把糖弄成了跟烟和酒一样的形象。我不同意把糖跟对身体有害的物质相提并论，毕竟它是一种天然存在的物质，哪怕是人工提炼的白砂糖，适量食用也并不会对人有害。因此我说的"戒糖"实际上是"戒心瘾"。

戒糖，从复杂的糖尿病说起

    无论你处于生命的哪个阶段，心灵成熟与否，不可控的身材、过早褪色的容颜和早衰而多病的身躯都是负面的信息。这些身体信息反映出，你的生活习惯、饮食模式、精神压力处理方式、人际和亲密关系，以及对人生的态度或多或少出了问题。年龄不可逆，衰老也是必然的，但是每个人都会期待自己在这个过程中以温和的方式老去——肢体迟钝但是依然能听使唤，步伐渐缓但是依然可以自由行走，代谢活力减弱但是依然健康而且能自理。我们期待的是一种没有慢性病，心志依然健全的身心自在的状态。而这个好状态并不是依靠好运气得来的，而是既有的生活习惯和生活方式积累的结果。

    现在市面上关于"抗糖"的原理分析和产品如雨后春笋般涌现出来，大多数是因为明星的带货效应。那么"抗糖"背后的科学原理是什么呢？首先，糖化反应并不是一种新发现的生理反应，而是非常正常的生理过程，就像体内的氧化还原反应一样。

    打个比方，身体里的糖化反应就如同烘焙时，白花花的面团逐渐变成香喷喷的棕褐色面包，或者煎牛排时本来鲜红色的肉在高温作用下变成褐色的牛排，并且散发出略带焦香的独特气味。无论是颜色还是气味，其实都是糖化反应的结果。糖化反应的英文是glycation，是指还原糖（最常见的是醛糖，比如葡萄糖）与血红蛋白的氨基结合生成一种十分稳定且顽固的晚期糖基化终末产物（见图3–1）。血液是游离的葡萄糖的载体，因此糖要发挥作用，必然先在血液里下手。在没有酶帮助的情况下，糖就能轻松与血红蛋白结合生成糖化血红蛋白，而后继续反应生成一类顽固分子——晚期糖基化终末产物。而糖化的过程并不仅仅局限于荼毒各路蛋白质（比如血红蛋白），糖还会与各种脂肪和核酸发生反应，从而破坏体内很多由脂肪和核酸组成的细胞结构。微观上是细胞和组织被破坏，宏观上则是各种慢性病、退行性疾病、炎症、癌症和衰老。

糖化血红蛋白是我们可以随时在医院里检测的指标，当然它还是糖尿病病人和糖尿病前期（胰岛素抵抗）病人需要定期关注的指标。它能存在于红细胞的整个生存周期，当然也不会因为一时大量吃糖而飙升。毕竟身体内还有内分泌系统这个管家，胰岛素不会让血糖无止境地蹿高。所以，体内的糖化血红蛋白既是糖尿病病人判断疾病状况的重要指标，也是普通人用来回顾自己过去3~4个月的饮食对血糖影响的一个参照物。在开始戒糖前，你可以检测一下这项指标，4个月后再对比一下，就知道自己这段时间真实的膳食糖控制情况了。血糖可是不会撒谎的。

如前所述，糖化血红蛋白会继续反应成为"顽固分子"。这类晚期糖基化终末产物又与我们的身体机能衰退和皮肤衰老有什么关系呢？先从常见且后果严重的糖尿病说起，目前糖尿病准确的发病机制还不明确，毕竟医学是一门高度依赖基础生物化学和仪器发展的学科。比如糖尿病仅仅在100多年前才被发现是一种内分泌疾病，而对于糖尿病的辅

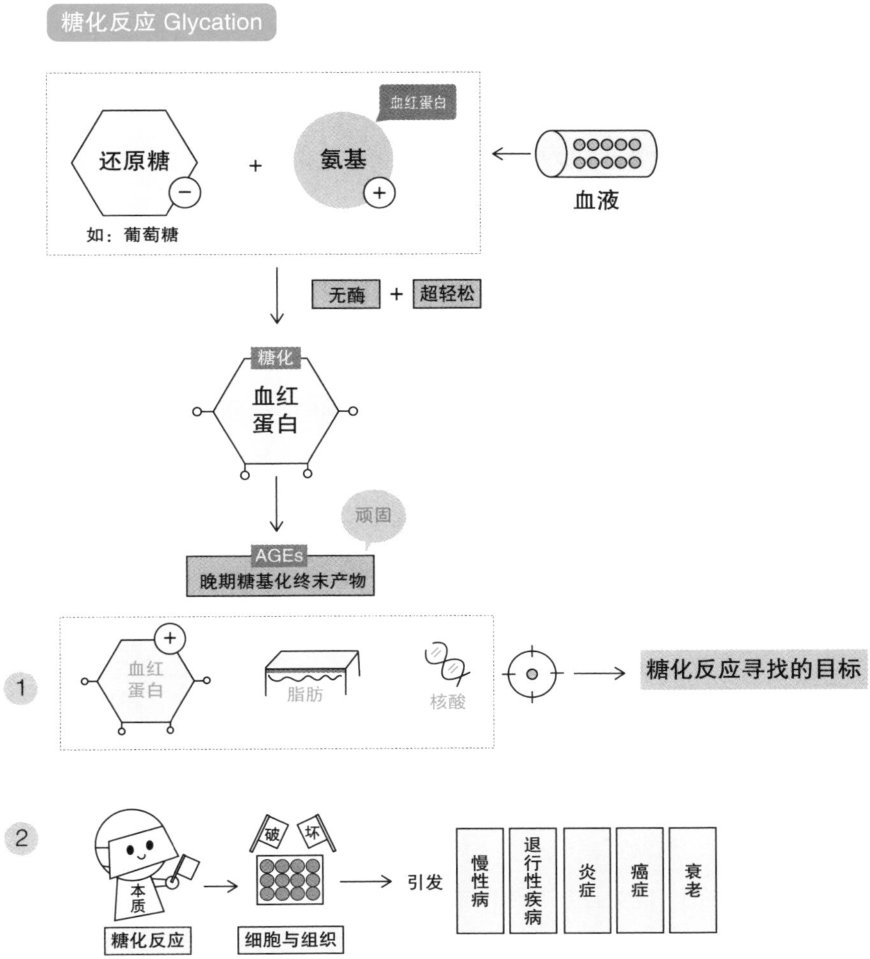
糖化反应 Glycation
还原糖
如：葡萄糖
+
氨基
血红蛋白
血液
无酶
+
超轻松
糖化
血红
蛋白
顽固
AGEs
晚期糖基化终末产物
1
血红
蛋白
脂肪
核酸
糖化反应寻找的目标
2
本质
糖化反应
破
坏
细胞与组织
引发
慢性病
退行性疾病
炎症
癌症
衰老

图 3-1　人体的糖化反应

助治疗（因为无法治愈），经过这100多年的历程，也只是从各个通路围剿血糖（促进胰岛素释放）或者快速疏通血糖（提高胰岛素敏感性）而已，并不能逆转疾病进程。迄今为止，没有一种药物或者机制能真正从根源上破解糖尿病。很重要的一个原因就在于，我们依旧不明确导致糖尿病的全部因素，无法打一开始就对其严防死守，只能在患病后疲于应对它的症状。

　　不知道引发病症的所有原因，就很难去全面防控，所以并没有什么方式能100%保证人不得慢性病，这也是现代医学的一大难题。但这不代表得不得病纯靠运气。我们仍可以用反向思维进行分析、判定，即通过分析患糖尿病的人倾向于如何生活，大致推算出什么样的生活方式属于"高危模式"，这也正是目前营养流行病学界做实验的切入点。研究者普遍发现，对于非遗传性的2型糖尿病，体重超重、腰围较粗（内脏脂肪较多）、较高的热量摄入、吸烟、饮酒、静态生活以及作息不规律等都与较高的糖尿病发病率有关。世界卫生组织曾经对中国的2型糖尿病病人进行过描述，中国的2型糖尿病病人多数体重较轻，BMI（身体质量指数）平均只有23.7，而美国2型糖尿病病人的平均BMI达到了27；同时中国患者虽然BMI较低，但是腰围普遍超标。这就意味着，相比于白种人，中国人更容易在不那么胖但是腰腹赘肉多的情况下罹患糖尿病。这就直接指向了一个事实：中国人一旦肥胖，会倾向于是这种很不利的"向心性"肥胖，即肥肉主要囤积在腰腹，而不是四肢和皮下。这种肥胖人士就非常吃亏，因为很可能只胖了一点点，但是罹患糖尿病和其他心血管疾病的风险骤增！这也非常清楚地解释了很多国人看上去并不胖，却依然得了糖尿病的原因。

　　循着这个思路，我们就能明白糖尿病是一种综合了生活方式错误和基因易感性的结果。所以只要我们把生活中的小毛病一个个改掉，就能最大限度地减少糖尿病的发生。同时我们要尊重我们的基因对糖尿病可能更加易感的事实，也就会对中国人更适合植物性饮食，以及更低热量的饮食有更深的认识了。

很多人还会有一个疑惑：为什么这么多注重饮食，经常运动的养生专家也逃不过某些疾病呢？我通常会反过来提问："你知道别人的基因是什么样的吗？他们是不是天生就对某些疾病易感？你知道他们表现的健康生活的背后执行程度如何吗？他们的心情是愉悦的吗？他们的生活中有没有其他很艰难的时刻你并没有看见？"任何的生活干预都不能只看表象，也不能道听途说，只有自己认为这么做对自己有益，进而愿意做并且在执行的过程中感受到自控的快乐，才是真正的健康生活。标签化的"健身房达人""戒糖控碳水""控制饮食""生酮""原始低卡少油盐"等都是浮于表面的做派，它们并不一定意味着更加健康，更不一定意味着身心更加愉悦。

要有效地预防糖尿病，就要从它的根源入手，这样才能"心悦诚服"地执行对抗它发生的生活方式。虽然糖尿病病因很复杂，但是它的症状却相对容易理解——糖在血液里高度富集然后把大量血红蛋白"带歪了"，将其变成大量糖化血红蛋白，而后又进一步变成"顽固分子"——晚期糖基化终末产物。而这些"顽固分子"就是糖尿病各种症状的由来：心血管疾病是因为这些顽固分子和血管的内皮进行了反应，把血管变得如老化且拥堵的水管般容易破裂和堵塞。而血管老化发生在心脏血管就是冠心病，发生在大脑就有可能造成严重的脑中风，发生在眼底血管就是"糖尿病眼病"，发生在四肢血管就是"糖尿病足"，发生在肾脏就是"肾损伤"乃至终末的尿毒症，这些都与高血糖有关系。总之过高的血糖就像慢性毒药，流过身体每一寸肌肤和器官，然后长年累月制造慢性损伤，这些损伤皆与糖化血红蛋白形成的晚期糖基化终末产物有关系。

但是，一味降低血糖、降低糖化血红蛋白却不是治疗糖尿病的好方法。糖尿病产生的原因是复杂的，因此解决办法也必然不会是降低血糖这么简单。目前发现的预防和辅助治疗糖尿病的最好办法只有一种——调控饮食和生活方式。这是最简单也最复杂的办法，也是我们提倡"戒糖"的其中一个重要理由，因为它是正确而平衡的饮食中必不可少的一步。

想年轻，用食物滋养血液

　　既然糖尿病最怕的是"好好吃饭"，那么减肥、抗衰老以及保持"小仙女""小鲜肉"的好皮肤状态自然需要走对吃饭这一小步。要想知道为什么吃饭对外形有这么重要的影响，还得先从糖化血红蛋白如何影响皮肤说起。

　　既然糖化血红蛋白继发反应产生的晚期糖基化终末产物会损伤血管，那么它必然也会损害皮肤。皮肤的结构分为三层，最表面的是我们最常接触的表皮层，也是我们每天会悉心清洗的这层皮肤，它不仅是我们身体的第一道防线——防止外界的污染、细菌毒素进入，也让身体内部的水分免遭流失。表皮层的健康和美丽与我们的护理有一定关系，但它更反映了我们更深层的皮肤——真皮层的健康程度，就像植物叶子的美丽虽然与我们经常擦拭有关系，但归根结底离不开其根茎吸收的水分和养分。

　　这就是为什么我们在营养不良、熬夜、情绪不佳，甚至生病的时候，皮肤很难保持美丽。"熬最晚的夜，用最贵的眼霜"并不能帮我们完全平复肌肤深层的不满，那是因为护肤品的作用仅仅停留在表皮层，而深层皮肤和肌体的健康则是整体生活状态的反映。

如果说表皮层是皮肤在外界的防护林，那它下面的真皮层就是防护林"向内探寻"的土壤，而滋养土壤的水分就是毛细血管中的血液，撑起疏松而富有弹性的土壤的就是由我们常说的由胶原蛋白、弹性蛋白组成的网织结构。由于这层结构中充满了毛细血管，因此血管中的糖分和氧气就是这层组织的直接滋养物质，所以你会拥有什么样的真皮层，的确取决于你究竟如何"灌溉"你的血液。

你是谁只有你能决定，而你的样子也只有你能决定。

可以说，我们血液的"丰沃"程度在很大程度上能影响皮肤的健康以及美感。而血液的成分也如土壤一样，是自然界中极为复杂的系统之一。在生物课上，或许教科书简单地把血液分为了血浆、血细胞（包括红细胞、白细胞及血小板）两个部分，但是实际上我们目前的科学仅仅探索了血液中非常少的部分，比如血浆中的蛋白质多达200多种。其中很多蛋白质具有"多态性"，简单来说就像我们的血型一样，其他的蛋白质也有类似的分型，只是它们并没有表现得像A、B、O这种多态性那么高调，以输血、溶血的方式让我们深深记住。所以，血液是身体最神秘的"古河流"，我们能够窥见的仅仅是它很少的一部分功能。而同时，血液又是我们体内运送营养的重要通路，我们吃下去的所有物质，在经过消化吸收后都会通过血液传递到身体各部位。而在血液这条长长的通路中，会发生怎样的化学反应，血液又如何以生命的表象在我们的身体里演绎化学反应？这就是吃饭的艺术，它远比我们了解的要深刻。

所以从严格意义上来说，膳食中的糖是会对血糖产生影响的物质，也是与糖尿病发生息息相关的一个因素。当然，膳食中能影响血糖的因素非常多，而需要单独拎出来控制的其实是游离糖和快消化淀粉这两类，因为它们是膳食中对血糖升高影响最大的两种形式。而高血糖必定会让更多的血红蛋白和这部分葡萄糖发生反应，进而与所到之地的"土壤"形成晚期糖基化终末产物。带着高糖的血液如同酸雨，浸润着土地，不停地酸化土地。而我们的血液与土地非常相似，有一套复杂的缓冲系统，在少量酸雨的侵袭下还能顶住压力，保持基本的生态系统不受影响，养分也基本能供应上；而当酸雨下得没完没了的时候，土壤的缓冲系统就会因超出负荷而罢工，最后的结果就是土壤过度酸化，很多对植物有利的离子被冲刷走，从而形成了贫瘠的土地。肌肤也是一样的道理，血液中的葡萄糖太多，就会侵蚀血液流经的身体部位（比如真皮层中的胶原网络），与胶原蛋白结合形成新的"顽固分子"，让这个网络的弹性结构失去外形，保留不住该有的水分和形态，对应的是皮肤干燥、塌陷，以及真性皱纹的出现。同时由于"顽固分子"的残留，皮肤也会在真皮层积累带有色素的斑点，这就是很多人年纪大了有斑点的原因。老年斑就是这种很难去除的痕迹，不仅会在身体表面的皮肤上产生，还会出现在内脏上。也就是说，老年斑的生成并不仅仅是日晒引起的色素沉积，也与血液本身携带的物质有关。

正是血液灌溉这种长年累月的效应，导致我们身上每一处细胞都会接受血液的滋养或者荼毒，这取决于你往血液里放了什么东西。我们的皮肤是能显著反映健康状况的部分。要想获得更为年轻和富有健康光彩的好肌肤，拥有健康而富有活力的血液系统是必不可少的，而饮食，就是其中可控的方式之一。

血糖像是血红蛋白身上的负载，如果你时刻通过进食快消化碳水化合物，甚至直接吃游离糖让其常年负重前行，它们自然会把身上的重担沿路卸下，而卸下的就是晚期糖基化终末产物，被扔在哪里，就会破坏哪里的组织——要么是血管壁，要么是胶原蛋白和弹性蛋白，要么是大脑的神经细胞，要么是肾脏。而负累重重的身体自然会陷入一种积重难返的境地——衰老和慢性病。

所以想要年轻，第一步就是用食物滋养你的血液。

抗糖，对抗衰老的绝佳做法

如果说淡定是面对衰老这个过程的最好心态，那么"控糖"就是面对衰老的最好做法。 就像前面所说的，糖化过程绝对不仅仅是与胶原蛋白结合从而破坏皮肤健康和美观，更严重的是它还能与脂肪和核酸结合，破坏人体更多的核心结构，造成的后果可不是降低颜值这么简单。

目前学术界对衰老机制的研究还在几种假说之间徘徊。衰老是一个程序性、系统化的复杂过程，积累了细胞多次分裂后不可修复的损伤，导致细胞再也无法分裂进而死亡。我们的机体会之所以随着年龄的增加而逐渐衰退，是因为还在为我们工作的健康细胞越来越少。

目前最受认可的一种衰老机制假说是"端粒酶缩短学说"（见图3-2）。简单来说，端粒就是细胞分裂时染色体需要复制的一套遗传物质。端粒好比培训学员时发的一套复印教材，而这套教材只能通过复制当前的版本继续流传下去，因为原件已经丢失（初代干细胞的死亡）。但是这套教材并不是可以无限次复制的，受制于之前版本的清晰度，每复印一次就会变淡一点（端粒每复制一次就会变短一次），直到最后复印的教材已经完全看不见字了（端粒已经短到不可以再分裂，而细胞开始进入程序性的自然死亡过程）。到这个阶段，我们可以认为，这一

"套"细胞走到了生命的尽头；而当我们身上关键器官的细胞都走到这一步，我们再也没办法维持呼吸、心跳、消化、排泄的时候，寿限也就到了。

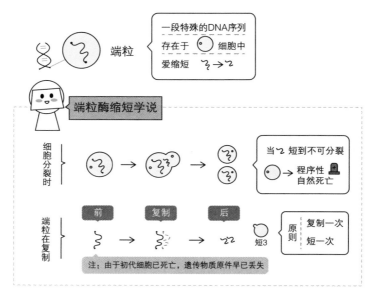

图 3-2 "端粒酶缩短学说"解读

所以如何延长端粒一度成了热门的抗衰老话题，而端粒酶就是一种可以延长端粒长度的蛋白质。它是一种反转录酶，可以顺着 RNA（核糖核酸）往回转录成一条 DNA 并且加在端粒上，重新造了一条端粒，从而对端粒进行延长。就像一个勤奋的人用笔墨把自己的复印资料加深、加粗了一遍，使可复印的次数更多一些。但是人体的智慧在于"平衡"二字，端粒酶过分活跃，就像某套教材每次复印几乎都不会损失任何色彩，陷入了一个不可控的系统，而肿瘤细胞就是这样的结构。在肿瘤细胞中，研究人员发现端粒酶的活跃度与肿瘤细胞的恶性程度是成正比的。关于端粒与衰老这个话题，我们依然停留在理论研究阶段。人体细胞是一个复杂的结构，仅仅研究端粒的长短对于衰老这个大话题来说显然还是过于单薄和片面了，我们需要从更多、更广泛的角度来看待衰老和寿命。

"热量限制学说"也是一种与"端粒酶缩短学说"紧密相关的抗衰老理论。实际上就是模拟"饥饿"的状态，而这种状态能抑制细胞中一种叫 mTOR（哺乳动物雷帕霉素靶蛋白）的蛋白，这种蛋白的作用简单来讲就是调控细胞的增殖——把食物转化成能量促使我们生长。如果成年人尤其是中年人停止生长，那么就只剩下老化，而 mTOR 可以说是细胞的"快进键"。如果我们暴饮暴食或者饮食结构不对，吃了太多糖和淀粉，导致血糖太高，就可能激活这种蛋白质，给生命按下一个"快进键"，加速生命跑向终点的进程。而相反，虽然生命没有"倒退键"，但是有节制和稳定血糖的饮食可以避免生命的快进，相当于维护了本来的生命节奏，从而达到保护原有寿命长度的目的。这也恰恰符合东方的智慧，维护健康和修身养性为的是恢复生命本初的活力与探寻生命的意义，而不是抱有返老还童或者比同龄人年轻 20 岁这类过于浮夸的期望。

因此无论是想保持曼妙身材——纤细的腰围、稳定的健康体重，还是希望那种不能自理的衰老状态来得更慢一点，我们都至少需要做到不过量进食（热量摄入不过量）以及保持较小的血糖波动这两点。对于更加热衷于进一步健康延长寿命的读者来说，尝试"饭吃七分饱"这种既印证古老智慧又符合"卡路里限制饮食"法则的做法也非常可取。当然，即使是在限制卡路里的情况下，保持较少的快消化碳水化合物摄入也是不变的规律，因为我们这么做的核心依然是平衡饮食。

高糖饮食：对一生有害的习惯

高糖饮食对健康造成的损伤，并不是只有 40 多岁的中年人才会经受的折磨。其实从胚胎时期开始，营养和能量就经由母亲的脐带血液流经我们身体，并产生影响。这就是为什么血糖比较高或者整体能量过剩的准妈妈人群，生出巨大儿的概率是普通妈妈人群的数倍。那是因为她们的血液里含有更多的血糖，这种含有更多糖的血液灌溉了胎儿的每一寸身体，导致胎儿在还没有出生的阶段就经受了一轮高血糖的洗礼，继而在体内转化出更多的脂肪细胞来储存这部分多余的能量，一出生就是困扰妈妈的巨大儿。

更糟糕的是，这并不是"一过性"①的"胖娃娃"问题。母胎中积累的高血糖和脂肪，会让婴儿在出生之际就蒙上了"胰岛素抵抗"的巨大阴影，大大增加了在儿童时期和成年后肥胖的概率。我们经常见到很多从小就胖的孩子，到了青春期还是比体重一直正常的孩子更容易发胖；哪怕他们靠毅力减肥成功，还是会更大概率地复胖。这是因为生命早期的一系列变化早已埋下肥胖和慢性病高风险的种子：高血糖环境让胰腺

---

① "一过性"指某一临床症状或体征在短时间内出现一次。——编者注

处于一种高应答的状态，而脂肪细胞在生命早期已经开始扩增以容下更多的脂肪，胃肠道的菌群也会对高热量、高血糖的刺激产生记忆，让这部分人即使在瘦下来后，仍有很大可能往复胖的路上走，可以说他们的身体对肥胖有种独家记忆。所谓的"肥胖是会遗传的"，正是从胚胎的高血糖和肠道菌群开始的。

要想减少过高血糖对我们身体的荼毒，需要从胎儿时期做起。所以为了自己的身体健康，生育的顺利以及孩子的未来，戒糖是在备孕期间就应该着手养成的良好营养习惯之一。真正让孩子赢在起跑线上的，往往是妈妈的饮食和身体素质。

除了胎儿时期受到母体血液的影响之外，出生后的婴幼儿和高速成长的青少年也会受到高糖膳食以及高血糖的危害。目前全世界预计有60%~90%的小学生和近100%的成年人存在蛀牙问题，而这个问题往往在年轻的时候就已经显现，尤其是在刷牙和定期洗牙意识尚未树立的青少年时代。

蛀牙的最大危险因素就是吃糖，这里的糖指游离糖和快消化的淀粉。我们的口腔是一个对外开放的"窗口"，充满了来自食物和环境的各种细菌，在正常情况下，尤其是饮食均衡时，这些细菌并不会乱来，而是和平地生存着。一旦我们开始大量摄入游离糖或者淀粉（口腔唯一能消化的食物），唾液中的淀粉酶会对食物中的淀粉进行初步切割，然后把它们变成更小的碳水化合物，其中就有单糖和二糖，这是我们在吃面包、红薯等富含淀粉的食物时越嚼越甜的感觉的由来。

而糖在口腔中并不是全会直接随着唾液咽下去，"残余分子"会成为产酸细菌的美餐，而后细菌会产生酸性的代谢物质，从而腐蚀我们本来坚固的牙釉质。再坚固的材料，一旦开了一个小口往往就变得不堪一击，牙齿也一样，经过长年累月的"产酸—腐蚀—再扩大蛀面"，直到菌群深入牙髓，那时你的牙齿就彻底坏了。

在中国，口腔问题一直都是极为常见也极为影响日常生活质量的健康问题。对于成年人来说，蛀牙引起的疼痛，造成的饮食不便，产生的治疗费用，以及跑医院口腔科挂号消耗的大量时间都让人苦不堪言。恒牙会伴随我们一生，一旦坏了就是永久的痛苦和损失，而且会严重影响我们每天吃饭乃至喝水。而且，再好的牙冠套、假牙、种植牙也远远不及一口牢固的真牙好用，更不用说假牙的费用和日常护理等令人头疼的问题了。

那么对于孩子来说呢？虽然他们的乳牙蛀了可以换，但是蛀牙本身是一种危害口腔健康的疾病。它不仅昭示了孩子令人担忧的口腔清洁问题和饮食失衡问题，而且乳牙有蛀牙的孩子大概率存在口腔菌群失调的问题，因此有非常大的概率会在换牙后继续因为这些"历史遗留"问题形成永久性蛀牙。如果乳牙被蛀得太严重，不仅会穿透乳牙的牙根，还会惊动本来还在休眠待萌发的恒牙，酿成恒牙"出师未捷身先死"的悲剧。况且，儿童的牙也并非每颗都是乳牙，孩子在6~7岁萌发的"第一恒磨牙"就是一对终生都不会换的牙。如果在儿童时期没能注意口腔卫生，让糖和快消化淀粉侵蚀了牙，就会造成一辈子危害口腔健康的大问题。

这也是我国老年人牙齿不全率极高的原因。从小没有养成控糖饮食的习惯，再加上清洁不到位，便酿成了贻害终生的健康问题，这是提倡戒糖的重要出发点之一。当然，清洁不及时以及喝水过少都会加重这个过程，但是减少游离糖和富含淀粉的食物的摄入，是能从根源上直接切断蛀牙"食物来源"的办法。

父母能给孩子的礼物之一就是"一副好牙"。为了孩子一生的口腔健康，从小培养他们少吃游离糖，每天早晚刷牙的习惯就是关键且便宜、有效的好方法。

Chapter

第 **4** 章

理性戒糖，你需要的知识

　　既然要与内心对话才能做到戒糖，那么第一步就是用知识做好铺垫。虽然理性并不一定是克服人生一切困难的关键，但是无知往往会让你对前路感到无所适从。在这个节点上，选择比努力更加重要。因此你需要本书的知识和方法，而不是摇头拒绝一切的甜蜜。

///

回到最初，我们对糖为何如此偏爱？

前面说到很多过度"吃糖"的害处，包括对血糖的影响，血液流经之处甚至没有一寸能免于其害。就像受到污染的河流对土地的伤害那样，这是深入每个细胞的累积性损伤。因此，过度吃糖与很多慢性病、衰老、皮肤产生皱纹和失去弹性之间有可验证的联系。

此外，正长身体的孩子消耗糖的速度虽然比成年人快很多，但是糖依然对他们产生不可避免的副作用——从萌发第一颗牙就已经开始的蛀牙之痛，也说明了过度吃糖百害而无一利。但是为什么会形成"爱吃糖"这个毛病呢？这就要从甜味对人类生理和心理的刺激以及我们渴望能量的本能两方面说起了。

糖在自然界的存在由来已久，牛奶中甜味非常弱的乳糖，西瓜和荔枝里甜甜的果糖，发芽麦子里的麦芽糖等都是天然存在的糖，也深受人类喜爱。除此之外，还有一类糖更加富集的天然食物——蜂蜜和枫糖浆，这是过去稀少和备受喜爱的天然珍品，如今却沦为游离糖，需要和砂糖等一起受到限制。那么到底是什么原因让我们曾经对糖如此热爱，如今却对它又爱又恨，还需要"全民戒糖"呢？

我们之所以会感受到"甜"，是因为糖有一种非常特殊的多羟基

（氢氧基团）结构，这类结构会与我们味蕾上的一种受体结合从而产生甜的味道，而这种味道对早期的人类来讲意味着"没有毒"以及"充满能量"。在非工业化时代，天然的甜味几乎受每一个人本能的喜爱，因为它意味着糖这种物质的富集，而糖又是三种有能量的营养素中最常见的一种。所以对人们来说，甜的食物就自然地与更加有价值的食物联结在了一起，有着更深层的意义——更大概率地生存下来。

很多植物将糖富集在它们的果实中，用于吸引动物食用，好让它们的种子随着动物的移动和迁徙传播到更远的地方。正是这样巧妙而自然的安排，让人类成了这类富有甜味的食物的最佳"传播者"。人类不仅食用这类野生的果实，又因为富有智慧和拥有灵巧的双手，得到了培育和优化新物种的能力，所以这种爱甜味的本能就越来越被强化。

但是这种联结仅仅在食不果腹、战争以及饥荒年代是有效的。工业化时代后，机器的发明大大提高了农业和食品生产的效率，不仅人工培育的蔬菜和水果含糖量更高，工业化还让制糖技术和食品加工技术有了质的提升。我们骤然发现，饮食中的热量一下子过剩了。由于世界经济发展不均衡，依然有少部分人受到饥饿的困扰，但另一个极端却在很多工业化国家上演，那里的人们承受着饮食不当、能量过剩带来的副作用，即所谓的"富贵病"。

糖的盛行就是"富贵病"的原因之一。西方制糖的历史可以追溯到公元前7世纪，阿拉伯人入侵波斯后，发现当地人种植甘蔗并利用甘蔗汁获取结晶的糖。在此之前，人们认为自然中的糖只有蜂蜜这种形式，而蜂蜜需要蜜蜂的劳作才能使糖富集。波斯人种植甘蔗并且使糖富集的这种做法，无疑打破了人们对"甜"的想象界限——原来甜还能这么操作！所以随着阿拉伯人对版图的扩张，他们也把这个甜蜜的秘密带向了他们所到之地，包括北非和南欧。

约 11 世纪，利用甘蔗制糖的秘密才被西欧的十字军发现，并被当作一种珍贵香料带回了西欧各国，从此给欧洲的饮食添加了一抹重要的甜蜜。而在那几百年间，粗制的砂糖在欧洲被称成"白色金子"，也只会出现在富人的餐桌上，那时候的甜的确确是力量与尊贵的象征，也是小孩子眼里不可多得的快乐滋味。15 世纪以后，欧洲人开始进一步精制糖，那时的糖比较接近我们如今吃的白砂糖，而由于那时制糖工艺主要靠人力，白糖在英国依然被视为奢侈品。当时白糖的地位之高，与现代加工食品和饮料中白糖被用来充体积的廉价感相比，实在是云泥之别。

在中国，西周时代就已经有首次制糖记录，那是从淀粉中水解得到的"饴糖"。中国也是生产甘蔗的大国，因此甘蔗是首要的制糖作物。而街边的甘蔗汁也是夏日消暑好物，清甜可口，含糖量在 15% 左右，是水果原汁中含糖量非常高的一种，因此并不适合大量饮用。即便如此，甘蔗汁与精制白糖的糖水之间仍有比较大的差异，因为精制白糖水属于标准的"空热量"，而甘蔗汁还含有少量甘蔗中的营养素，这也提示我们需要综合看待食品品质。

甘蔗在中国的渊源和受欢迎程度自有古书记载，其中很有意思的是西汉著名辞赋家东方朔所著《神异经》对甘蔗和甘蔗汁的描述——南方山有甘蔗之林，其高百丈，围三尺八寸。促节多汁，甜如蜜，咋啮其汁，令人润泽，可以节蚘虫。人腹中蚘虫，其状如蚓，此消谷虫也，多则伤人，少则谷不消，是甘蔗能减多益少，凡蔗亦然。

先人的经验和观察表明，含糖量如此之高的甘蔗，多吃会伤人。反观现在的制糖工艺，不仅要把甘蔗汁浓缩并提纯，还要过滤其中的可见色素和其他杂质，仅仅保留甘蔗汁中的蔗糖。从营养和健康的角度来看，这已经不能用"吃浓缩的甘蔗"来形容了，而是吃提纯的蔗糖。从东方朔的思路来看，这实属一种严重不平衡的伤人举动。

抛开蔗糖的化学结构和身体的代谢通路不说，仅仅是观察我们平时吃多了甘蔗的反应，然后去读读古人对食用甘蔗的记录，就能直观地明白教科书中写的很多道理。我向来认为营养学应当是一门充满人性的学科，别看它的基础是冷冰冰的生物化学、生理学、医学、食品科学和流行病学这些可以做实验、可以被量化的学科。它同时是一门源于一蔬一饭的生活学科，更是关心每个人的生活质量和寿命的学科，所以对生活的观察，对经验的尊重和对人本身的关心才是营养学的终极目标。

"生酮饮食"真的健康吗?

要想理性而有意义地戒糖，你必须搞清楚以下 4 个问题：

- 碳水化合物在身体中有什么作用？
- 戒糖和限制碳水化合物有什么联系和区别？
- 碳水化合物吃多少合适，以及它来自什么食物才合理？
- "生酮饮食"是戒糖饮食的高级版本吗？

本节先来解决碳水化合物作用与生酮饮食的问题。

碳水化合物在身体中有什么作用？

碳水化合物对身体有很多积极作用，最常见的就是供应能量，血液里零散的葡萄糖和肝脏中的葡萄糖链子——糖原都是身体短中期能量储备的一种形式，长期储备则是脂肪形式。所以，我们首先应该承认"糖是身体的必需物质"。接着就要破除一个误解——我们需要吃糖。第一个问题，为什么说糖是身体供应能量的一部分，但是我们并非必须摄入糖呢？因为为给身体供应能量的糖并不是非要通过直接吃糖这种形式才供得上。我们吃下去的所有含有碳水化合物的物质，都会在体内转化成某种供应能量的形式——不是糖就是脂肪（是的，相当一部分碳水化合物会变成脂肪储存起来）。我们的身体并不像汽车那样简单机械，烧汽油所以喝的也是汽油。人体更像一个高度进化的生态系统，需要的是与其他动植物系统的物质和能量交换这种自然的过程。这正是人类祖先做的事情，所以我们不能因为血液里流淌的是葡萄糖，就去吃跟葡萄糖极其类似的简单糖。由此可以非常简要地回答第一个问题，**我们的身体是不需要游离糖的。但是我们的心需要它，而且这种对甜的渴望并不是一种错**。所以本书一直强调平衡和节制，而不是单纯戒断某一种食物。

第二个问题是碳水化合物的其他作用。

除了变成供应热量的形式之外，碳水化合物的另一个重要作用就是"提供碳源"。第一个作用已经是常识，而第二个作用可能很多人还不清楚。我们的身体是个巨大而复杂的有机体，它的框架由碳、氢、氧、氮几种主要的元素组合而成，而其他微量元素都是在身体中起到协调作用的辅酶和酶的构成部分。细胞在分裂的时候，需要的所有细胞的结构都是从食物中获得的，所以当我们需要碳骨架来充当建筑细胞的瓦砾时，最省事的做法就是从食物中的碳水化合物获取，而这也是为什么碳水化合物是必需的一种营养素（见图4-1）。

"生酮饮食"，是部分人出于病理原因（比如治疗癫痫）或者在人为干预下快速减重的需要，刻意把膳食中的碳水化合物降到一个非常极端的水平的饮食法，碳水化合物甚至低至总能量摄入的5%。这个情形相当于强迫身体进行"糖异生"这个非常费力的过程。打个比方，一个工地需要用砖头砌墙，工头需要向砖厂购买，而此时工头觉得房子盖得

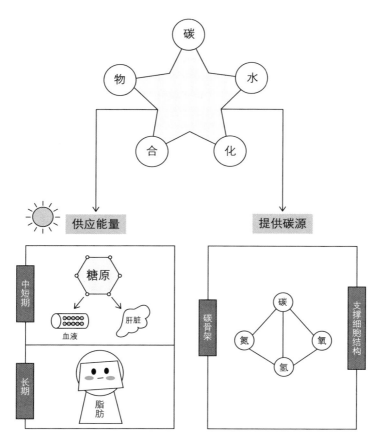

图 4-1　为什么碳水化合物是身体必需的营养素？

太快不安全，又懒得研究如何做质量管理，就企图用不供应砖头的办法来逼迫工人大幅降低砌墙速度；而对于砌砖的工人来说，活儿是必须完成的，于是他们非常无奈地利用手头的水泥和沙子自己"造砖"，然后把造出来的砖用于砌墙。

这就是"生酮饮食"在我们体内产生的效应，细胞不得不利用蛋白质和脂肪强行制造葡萄糖来保证我们不低血糖，但是这个艰难的过程会产生很多不必要的损耗。因此，即使生酮饮食在很多的小规模实验中被证实可有效减重，能改善部分代谢指标，但是其健康获益依然无法被全面肯定。这不仅由于它本质上是"投机取巧"，还因为大多数健康人进行"生酮饮食"时往往无法理解"生酮饮食"也需要平衡的思路，硬生生地将其变成了大口吃黄油、五花肉和牛排的极端饮食。这样违反生命运作机制的减肥，往往得不偿失。

揭秘糖类家族

从化学上来看，糖有着多个羟基的醛类或者酮类化合物，如果是独行侠状态，就称之为单糖。 最常见的单糖是血液中的葡萄糖，它也天然存在于水果、蔬菜中；独行侠相遇产生化学反应后成双入对，成为二糖，自然界中通常只有单糖和二糖是具有甜味的。这类单糖和二糖，都隶属于膳食中的碳水化合物，同时也非常简单和极容易消化（变成单糖后转化），然后以葡萄糖这种体内唯一可以直接被利用的形式进入血液。这样就完成了"融入身体"的那部分，而如果这个过程发生得过多，快于身体对血糖的清除速度，那么糖对身体的伤害就产生了，而且无处不在。

同时我们需要了解另一个事实，血液里的糖并不是 100% 直接从食物中的糖以及碳水化合物转化而来的。正如前面所提及的，碳水化合物对人体确实有重要的作用，但是不代表我们需要刻意吃糖和淀粉。

更多的单糖聚集起来通常就不叫作"糖"了，它们对健康的影响也可能很不一样，后面我会进一步介绍饮食中会对健康产生不良影响的"多糖"，以及其他对健康没有负面作用甚至有利的"寡糖"和"多糖"。可见，虽然同样是"糖"，也都是碳水化合物大家庭的一分子，但是化学结构不同（见图 4–2），它们在身体中的旅程竟然如此不同。

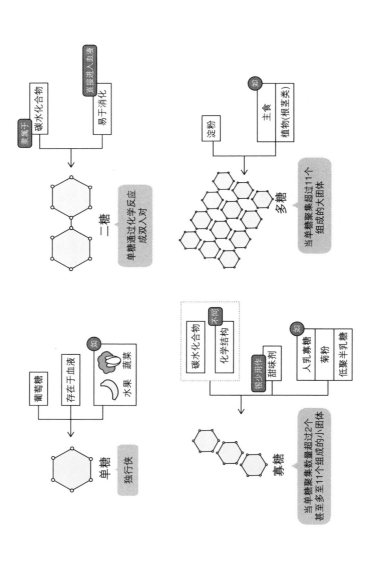

糖：单糖—二糖—寡糖—多糖

单糖
独行侠

葡萄糖
存在于血液

如
水果 蔬菜

二糖
单糖通过化学反应成双入对

碳水化合物 | 凑两个
易于消化 | 直接进入血液

多糖
当单糖聚集超过11个组成的大团体

淀粉

主食(根茎类)
植物(根茎类) | 如

寡糖
当单糖聚集数量超过2个甚至多至11个组成的小团体

碳水化合物 | 不同
化学结构

很少用作甜味剂

人乳寡糖
菊粉 | 如
低聚半乳糖

图4-2 单糖、二糖、寡糖、多糖对比

058

当糖聚集的数量超过两个，比如形成三糖、四糖，甚至是由 11 个单糖分子组成的"小团体"时，就被称为寡糖或者低聚糖，此时它们通常已经逐渐失去了甜口的特点，越来越有黏糊糊的特质，所以寡糖很少被当作甜味剂的主力军。母乳中的人乳寡糖作为常见的一种寡糖，就是一类复合低聚的糖类物质。人乳寡糖是婴儿非常重要的营养来源，能够滋养婴儿肠道的益生菌群，尤其是双歧杆菌，对提高出生后的抵抗力和消化能力有举足轻重的作用。所以对于人类而言，寡糖的生理供能意义通常大于单纯提供热量的意义。其他常见的寡糖还有大家并不那么熟悉的低聚果糖、菊粉（它也可以是多糖）以及低聚半乳糖。它们都天然存在于一些植物中，菊粉来自一种叫菊苣的植物，既可以以低聚果糖的形式存在，也可以由更多果糖分子串起来形成。菊粉属于多糖中的膳食纤维类，如果人工采集菊粉并且利用化学方法对其水解，就可以得到低聚果糖，因此它是一类复合的长链和短链混合的膳食纤维群体，目前也是食品工业里非常热门的甜味剂替代物。菊粉和低聚果糖并不能被小肠完全吸收进入血液，大部分会未经吸收就直接作为大肠中菌群的食物，所以它们也是天然益生元的代表，在很多功能性食物和减糖食物中已经被用作低热量的甜味剂，不仅能提供少量的甜味，也能填充食物的体积，还具有更低的热量，是较理想的"代糖"。

低聚半乳糖通常是牛奶中的乳糖经过人工酶反应转化制成的。它也是著名的"益生元"之一，常常与低聚果糖一起被添加在婴幼儿配方奶粉中，模拟母乳中人乳寡糖的作用，从而发挥在肠道中的有益功能。

常见的这几种寡糖因为特殊的连接方式，不能简单地被人体内的酶切成单糖直接吸收，所以并不能被完全消化，也不会像单糖和二糖那样每克释放约 17 千焦的热量，通常只有 8 千焦热量（数据来自澳大利亚新西兰食品安全局法规），大约为普通糖类或者人体能完全消化的淀粉热量的一半，并非很多文章所说的完全不含有热量。

这些特殊的碳水化合物的一部分不会被小肠消化吸收，而是随着食物直接运送到益生菌的大本营——大肠，在那里被寄存在人体内并发挥作用的菌群利用，这就是当前很火的"益生元"的概念。所以限制糖和戒糖，往往不包括这类寡糖。相反，我鼓励大家多吃天然的蔬菜和水果，因为可以发挥益生元作用的寡糖往往存在于这类食物中，而且自然生长的食物中所包含的营养素通常也更为均衡。

说完了这类具有功能的寡糖后，大家肯定想知道更多的单糖手拉手在一起后会形成什么样子的糖。

当聚集的单糖超过 11 个之后，就形成了大团体，即我们熟悉的多糖。但是多糖包含了非常多种类不同的碳水化合物，它们具备的功能也各不一样。在植物中最常见的多糖就是我们经常吃的淀粉。淀粉是由葡萄糖这种单糖，通过寻找自己的小伙伴手拉手形成的一条长长的队伍，所以当它们在人体中游历时，非常容易被淀粉酶打散从而变回一个个熟悉的葡萄糖。当然，这并不能理解成吃淀粉和吃葡萄糖是一样的，毕竟含有淀粉的食物也会含有其他的营养成分和抗吸收因素，与直接吃游离糖是不同的。在此提醒读者，一定要时刻保持中立而温和的饮食观，而不要因为抓着化学基础不放，反而忽略了整体饮食的平衡。

淀粉可以说是植物中的能量库，尤其是对于根茎类植物而言。根茎是植物的"种子"，会在适合植物发芽的时候生发出新的生命，而在植物生命早期，因为没有办法通过叶绿素吸收来自太阳的光能进行生长，所以根茎或者谷物中以淀粉形式储存的化学能量就成了植物的生命之源。而动物也拥有类似的淀粉来储存部分能量，这就是号称"动物淀粉"的糖原，它是动物肝脏把葡萄糖穿起来合成的一种物质，储存在肝脏和肌肉中作为能量的快速来源。所以在吃新鲜肉类的时候，其中就会有部分碳水化合物以糖原的形式被我们吃下去。但是由于糖原消耗特别快，所以在肉制品中存量非常低，正如人体一样，绝大部分能量都以脂肪的形式长期储存在体内。肉制品主要还是由蛋白质和脂肪提供热量。

人类自古以来都以谷物和植物根茎类食物作为"主食"，首先是因为植物更好"捕捉"，来源更稳定；其次是因为植物中的淀粉能更高效地在我们体内转化成快速释放能量的糖原，同时维持血糖，更有利于我们恢复体力和保持精力。所以淀粉含量多的植物当仁不让地成了最受人类欢迎的主食。

但是，为什么这类淀粉含量高的植物如今又被主流营养学诟病成致胖和与心血管疾病相关的不良分子了呢？后面的章节会具体介绍淀粉在身体里究竟经历了一番什么样的旅程，它与游离糖相比有什么区别，它对血糖又有着什么样的影响，以及最重要的——我们该不该限制淀粉的摄入。

当然，多糖的世界其实是五花八门的，而且对健康有着神秘作用。后面也会涉及一些关于除了淀粉之外的多糖的介绍，比如纤维素这种不被人体消化，被喻为"食草动物的淀粉"的多糖，还有各类植物多糖——被很多资料和媒体描述成"具有特殊抗慢性病功效"的成分。它们到底在人体中发挥着怎样不同于淀粉的功效？

所有糖都一样吗？

前文阐述了简单糖（包括单糖和二糖）、寡糖（3~11 个单糖）和多糖（11 个单糖以上）的几种化学结构。那么抛开这些复杂的化学结构不说，我直接来回应大家心里的疑问：我们经常吃的各种糖有区别吗？有没有哪种糖多吃不胖而且还很健康？

首先要澄清的是，**身体的通用货币是葡萄糖。葡萄糖是血糖的唯一形式，也是我们短期储存能量糖原的唯一链子的组成单元**，所以直接吃葡萄糖是吸收效率最高的。我们平常打点滴用葡萄糖溶液，是因为这相当于直接给我们的血液补充能量，是一种高效而直接的"充能"形式。在这里我需要阐明的一个观点是，正因为身体通用能量的一种形式是葡萄糖，而利用葡萄糖的过程又需要很多"部门"和"材料"一起协调工作，所以碳水化合物是维持身体营养素平衡必需的一种营养素。但是现在很多对营养学并不太了解的人会误解成"淀粉和糖是我们必需的养分"，形成一种先入为主的偏颇饮食思维，而"需要碳水化合物"和"需要糖与淀粉"是两个完全不同的概念。

其他形式的单糖、二糖和多糖，则统统需要分解（把二糖和多糖都拆开成单糖）才能被人体吸收。无法拆分的通常就被认为是"不可消化"的，作为一种膳食纤维或者益生元，抑或是"功能性多糖"在体内发挥其他作用，这也是目前我们认知最少的那部分糖的作用。而能拆分的那部分糖通常起到供应能量的作用，在拆分后，身体会根据单糖的不同类型直接"烧掉"。如果说葡萄糖像酒精一样可以点燃，那么果糖可能就是煤油，而半乳糖是柴油，牛奶里的乳糖是纸张，甘蔗里的蔗糖是棉花。三糖中的棉子糖则是塑料玻璃，多糖中的纤维素是石棉，它们都是不完全可燃的材料，所以无法提供那么多热量（严格来说仍有部分热量）。

所以"非主流糖类"要么是为身体添砖加瓦（比如说构成核糖），要么是直接或者间接被转化成葡萄糖后融入身体大循环中再被燃烧掉，要么是作为一些无法被分解的材料行使一些特殊功能。总之它们要么是燃料，要么是身体的建筑材料，都会在体内发挥作用，这就是我们需要碳水化合物的坚实理由，也是反驳"我们需要糖与淀粉"的理由。

果糖，不像名字那么健康

简单糖是我们需要尽力避免摄入的，因为无论是单糖还是二糖，都会在体内很快被吸收然后释放入血液，对血糖产生非常负面的影响。但是其中有一种简单糖需要我们额外注意，那就是大名鼎鼎的果糖。

果糖的名字非常好听，再加上一些商家喜欢用更好听的名字——结晶果糖，它摇身一变仿佛成了水果中晶莹剔透的天然糖。但是我们要真正认识它，就不能靠这种模糊的感觉来判断。果糖之所以叫果糖，的确是因为在水果中发现了它的身影，比如西瓜清凉的甜味的主要来源就是果糖，荔枝也是果糖含量较高的一种高甜水果。果糖的甜度约是蔗糖的1.4 倍，而且有着在低温环境下更甜的喜人特性，所以非常多冷饮和果饮都喜欢用更甜的果糖来代替蔗糖，因此果糖含量高的甜味剂——果葡糖浆（制作成本极低）就成了绝大多数甜饮料首选的甜味剂。果糖还有个特点，就是不能非常快地转化成葡萄糖，因此吃下去后对血糖的作用非常温和。但是这种温和作用并不是单纯地对身体友好，而是通过另一个机制让肝脏付出代价。所以我们依然需要谨慎对待，尤其是糖尿病病人，不应该为了这点好处而随意选择果糖作为代糖。

对果糖的正确认识是，它是一种天然存在于很多水果中的简单糖，

并不比白砂糖的热量低，也没有其他水果的营养优势，把它当作一种普通的糖更加合理。 它唯一的优势是甜度比较高，而且随着温度降低更加甜，因此可以在冷饮或者冷藏甜点中用更少的果糖代替必须放的砂糖来减少总糖量，但是这个做法不适用于果糖不耐受、尿酸偏高、肝脏功能受损和脂质代谢异常的人群。

这里要更深入介绍的是，果糖有特殊的代谢途径，因此我们需要多留一个心眼。果糖和葡萄糖存在结构上的差异，虽然它也是一个单糖分子，但是无法直接被细胞利用变成能量。果糖需要经过身体最强大的代谢器官——肝脏的转化，被磷酸化后进入葡萄糖的代谢循环，作为"葡萄糖的中间产物"。它也可以反向变回葡萄糖的形态，被肝脏当成糖原暂时储存起来，这就取决于我们身体能量的充裕程度。这个过程特别挑战肝脏的转化能力，在果糖摄入适当的时候，肝脏能应付自如地转化和燃烧果糖；而如果果糖摄入过多，就会造成肝脏转化压力过大。同时不巧的是，肝脏不仅是果糖的转化场所，还是最活跃的脂肪合成场所。不同于过量摄入葡萄糖时身体可以迅速把葡萄糖释放入血液然后被细胞利用（这就是胰岛素的功能），大量的果糖只能"闷"在肝细胞中，而且果糖本身没有任何储存机制，一旦进入肝细胞就只有一个被转化的结局。而且这个转化过程不会因为转化的产物太多而停止（即没有负反馈机制，细胞不会告诉你它太饱了）。同时，如果这个时候身体还不缺能量的话（吃果糖过量的人一般不太会缺乏能量），那么果糖便不会往糖异生方向走，而是在变成脂肪的路上越走越远，因为身体感知到"既然不缺能量，那就存起来"——广积粮！肝细胞拼命加工果糖，因此很多果糖在细胞里变成了甘油三酯（传说中的脂肪），这也是非酒精性脂肪肝的形成原理。在这个转化过程中，肝细胞会因为过度加工引起能量损耗（肝细胞也会累）。所以没有力气制造蛋白质了（肝真是多面手，还负责蛋白质的合成）。蛋白质的生产线会因为能量不足而产生很多半成品——腺苷一磷酸，又经过一番折腾，腺苷一磷酸就变成了臭名昭著的尿酸。

说到这里我们才愕然发现，过度吃果糖与尿酸升高也有关系。这就是为什么对于有高尿酸血症，甚至已经发生痛风的患者，医生需要在叮嘱他们减少高嘌呤食物的摄入之外，还要加一句少喝甜饮料。果糖太多导致蛋白质生产线停工后会引发尿酸升高，从而加重身体对尿酸的代谢障碍。

话说回来，果糖继续生产后变成脂肪，是因为把脂肪从肝细胞运送走时需要交通工具——传说中的低密度脂蛋白（LDL），它们专门负责把"新鲜出炉"的甘油三酯从肝细胞运送到血液中给细胞供能或者被脂肪细胞储存。但是如果体内果糖过多，这种交通工具通常会不够用，正如一场演唱会之后大部分人打不到车回家。这样一来，肝细胞就无奈地成了临时储存脂肪的场所。短时间储存还能够缓过来，慢慢地等交通工具来接甘油三酯并运走就行，导致的脂肪肝是可逆的；一旦每天把含果糖的饮料当水喝，相当于给了肝细胞永远接不完的甘油三酯原料，那脂肪肝就变成"永久性脂肪肝"了。这提示我们：果糖过量造成的危害远远超过热量过剩本身。

所以不要因为"果糖不升血糖""果糖用量更少"等所谓的小甜头就大量摄入果糖，而要借助知识的武器全面知晓果糖的利与弊，既不把它当毒药，也不把它当成更好的糖。

糖藏在哪些食物里?

　　要想戒糖，知道糖都藏在哪些地方是必不可少的一个利器。其中我们需要先区分天然食物和加工型食物，这样才能有的放矢地安排好我们的饮食，而不至于不看综合营养评分，用一刀切的办法戒掉某类食物。

▎加工型食物中的糖

　　澳大利亚悉尼大学在当地进行的流行病学现况调查发现，在澳大利亚成年人中，游离糖来源较多的食品主要有：

　　　　1. 含添加糖的饮料

　　　　2. 糖果以及甜酱

　　　　3. 烘焙类甜品

　　　　4. 早餐麦片类主食

5. 含糖乳制品 [1]

虽然这个调查说明的是国外的情况，但是可以很容易判断出这一情况也非常适用于我国乃至很多其他国家。含添加糖的饮料是我们熟悉的"肥宅水"，包括各种软饮料、果味饮品、含糖的茶饮料，以及加了糖的奶茶。第 5 类实际上也属于"喝下去的糖"。它们的危害这么大，不仅仅可以从配料表看出它们贡献了我们摄入最多的糖，而且液体食物几乎不占用胃容量，不会增加我们的饱腹感，所以会让我们在不知不觉的情况下喝下过多的糖。这也是为什么这些液体甜饮料占据了几乎 50% 的游离糖来源。

所以我们在戒糖时首先要做的就是，不要把糖喝下去。

天然食物中的糖

我们平时常说的糖，其实主要指常见的蔗糖——甘蔗或者甜菜中大量存在的天然糖。它是一种二糖，由一分子果糖和一分子葡萄糖组成。它的甜度是自然界中比较高的且没有任何杂味，因此特别受欢迎。除了最初发现的蔗糖来源甘蔗之外，甜菜中也含有大量的蔗糖。而其他天然食物中含有的糖通常是复合成分，也就是说，它们通常是一类混合了各种简单糖，还有少量寡糖和多糖的综合碳水化合物系统。

自然界的食物中，含有最多糖分的自然是甜甜的水果。以下表格

---

[1] Lei L., Rangan A., Flood V. M., Louie J. C. Y. Dietary intake and food sources of added sugar in the Australian population[J]. British Journal of Nutrition, 2016, 115(5): 868-877.

是我国常见水果及果干的总碳水化合物数据（见表 4-1）。因为我国还没有普及对食品的总糖量进行普遍测量的方案，所以目前在市面上销售的食品，以及用以参考的《中国居民膳食营养素参考摄入量（2013版）》也没有单独列出总的简单糖量，而只有总碳水化合物含量。

把不溶性膳食纤维含量从总碳水化合物含量中减掉，就得到了简单糖以及淀粉的总量，由此我们可以大致判断出一种水果或果干中含有的快消化碳水化合物量。

表 4-1　常见水果和果干的碳水化合物含量及不溶性膳食纤维含量

水果或果干（100 克）	碳水化合物含量（克）	不溶性膳食纤维含量（克）
杏干	83.4	4.4
桂圆干	73.5	2.0
干枣	67.7	6.2
柿饼	62.8	2.6
椰子	31.3	4.7
鲜枣	30.5	1.9
芭蕉	28.9	3.1
菠萝蜜	25.7	0.8
沙棘	25.5	0.8
山楂	25.1	3.1
香蕉	22	1.2
人参果	21.2	3.5
雪梨	20.2	3.0
红粉皮石榴	19.4	4.9

水果或果干（100 克）	碳水化合物含量（克）	不溶性膳食纤维含量（克）
柿子	18.5	1.4
荔枝	16.6	0.5
桂圆	16.6	0.4
鸭梨	16.5	5.1
无花果	16.0	3.0
中华猕猴桃	14.5	2.6
香玉苹果	14.7	1.8
桃罐头	14.7	0.4
黄桃	14.0	1.2
金橘	13.7	1.4
红富士苹果	12.3	0.9
桃	12.2	1.3
葡萄	12.1	1.0
柑橘	11.9	0.4
橙子	11.1	0.6
柚子	9.5	0.4

什么是淀粉，它跟糖有什么关系？

淀粉又是什么呢?

淀粉由葡萄糖这种单糖聚集而成，是植物的根、种子和果实用来储存能量的形式（见图4–3）。动物也会在不需要的时候把游离的葡萄糖储存起来，但那是肝脏和肌肉里的糖原。

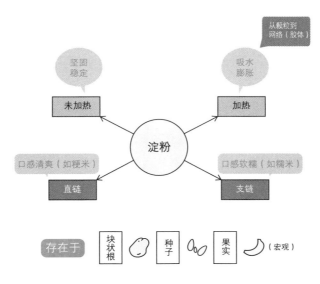

图 4–3　什么是淀粉?

我们可以理解为所有的碳水化合物其实都是"糖"以某种方式连接在一起，要么组成了长长的链子——直链淀粉，常常存在于吃起来口感更加清爽的谷物里（比如粳米），要么织成一张网，成为吃起来特别黏稠的支链淀粉，存在于糯米这类吃起来很软糯的食物里。虽然都属于碳水化合物，是淀粉的不同形式，但是它们被人体消化的程度和速度却不一样。

淀粉这种碳水化合物存在于绝大多数植物的块状根（薯类）、种子（豆类）以及果实（香蕉）中，但是它们可不是游离地存在于植物的细胞里，而是结合成了团块——淀粉颗粒，在植物没有被加热的状态下是坚固而稳定的，就像生的大米和燕麦那样。一旦加水煮熟了，淀粉在这个过程中开始吸收水分，并且受热膨胀挤出了小小的家，因为脱离了原来淀粉颗粒的状态，继而交联成一种类似于胶体的淀粉网络。我们吃的熟大米、熟面条还有熟的薯类软乎乎而粉糯的质地就是淀粉糊化后的结果。

但是并非所有的淀粉都会糊化成同一种质地，比如燕麦这种含支链淀粉比较少的谷物，煮熟后也不会太粉糯，而是保持一定的坚硬口感，那是因为淀粉的"社交"网络并不太活跃。这个过程与我们消化淀粉的速度有非常大的关系，越是交联丰富、口感软糯的淀粉系统，越容易被我们体内的淀粉酶迅速打散然后消化成简单糖。而那些"社交"不太活跃的淀粉系统，因为暴露在消化液中的体积更小，淀粉酶也就没那么容易介入，所以很多直链淀粉没被彻底消化就离开了身体，并没有"发挥余热"，结果我们吸收了更少的热量，血糖也因此受影响更小。不仅支链淀粉和直链淀粉糊化的结果差别很大，其实温度对淀粉分子的"活跃度"也有很大的影响。在高温的时候，淀粉也更加热衷于互相交联，所以热乎乎的红薯那么软糯，刚烤出来的面包口感如此蓬松；然而一旦温度降下去，淀粉会迅速失去社交的兴趣，蜷缩起来，重新回到自己坚固的外壳里。这就是为什么寿司饭团（通常是冷的）吃起来有弹性，冷却后的面包不再蓬松而是变硬、变韧。在温度降低的过程中原本打得火热的淀粉重新"回生"，所以与热乎的淀粉相比，重回"高冷"状态的淀粉更加不容易消化，热量也会相对低一些。

寿司饭团更难消化，实际热量也确实比等量的热米饭要少，是因为其中很多"回生"了的淀粉没那么容易完全转化成葡萄糖继而被消化。虽然这个结论并不是鼓励大家吃冷米饭，但是可以给读者提供的思路是，淀粉的种类和温度都与消化速度和进入人体后对血糖的影响有直接关系。所以想控制血糖、控制体重的读者，需要注意膳食中不能有过多的"热乎乎的粥""烤好的红薯""松软的面包"这类淀粉高度"活跃"（糊化）的食物。否则，即使我们一点游离糖也不吃，身体里也会充满这些淀粉分解的糖。

你可以想象吃下去一碗温热的糯米粥，肠胃几乎不用任何的动力，就能让这碗粥顺着消化道一股脑地"溜"下去，其中糊化的淀粉会与消化液当中的淀粉酶充分接触，然后被分解成一个个葡萄糖进入血液，这和直接吃游离糖差别并不大。

明白了淀粉的结构、分类和在食物中的变化形态之后，我们就可以将淀粉理解为手拉手的葡萄糖分子形成的网络或者链子。所以**日常膳食中过高的淀粉比例，尤其是软糯、易消化质地的食物，实际上也相当于多吃了一部分游离糖，对戒糖起到的完全是副作用。**

蔬菜也能做主食

　　既然我们需要控制富含淀粉的食物的摄入总量，那么仔细了解哪些食物富含淀粉就是非常重要的日常功课了。

　　由于大多数水果都是以简单糖为主的碳水化合物，因此这里只比较蔬菜中的碳水化合物含量，用总碳水化合物含量减去不溶性膳食纤维含量就可以粗略估算淀粉的含量（见表4–2）。

表4–2　常见蔬菜的碳水化合物与不溶性膳食纤维含量

常见蔬菜种类（100克）	碳水化合物含量（克）	不溶性膳食纤维含量（克）
根菜类		
白萝卜	5.0	1.0
红萝卜	4.6	0.8
芥蓝头	7.4	1.4
甜菜根	23.5	5.9
鲜豆类（主食类蔬菜）		
扁豆	8.2	2.1
蚕豆	19.5	3.1
刀豆	7.0	1.8

（续表）

常见蔬菜种类（100 克）	碳水化合物含量（克）	不溶性膳食纤维含量（克）
豆角	7.4	2.6
荷兰豆	4.9	1.4
芸豆	7.4	2.1
豌豆	21.2	3.0
豇豆	5.9	2.3
茄果/瓜菜类		
茄子	4.9	1.3
番茄	4.0	0.5
甜椒	5.4	1.4
冬瓜	2.6	0.7
南瓜	5.3	0.8
薯芋/块根类（主食类蔬菜）		
山药	12.4	0.8
芋头	18.1	1.0
菱角	21.4	1.7
藕	16.4	1.2
荸荠	14.2	1.1
百合	38.8	1.7
凉薯	13.4	0.8
粉葛	36.1	2.4

可以看到，我在其中两类——鲜豆类和薯芋/块根类后面注明了可以作为主食类蔬菜，这正符合我长期倡导的"蔬菜主食化"的概念，也

是我后面会给大家介绍的"567 饱腹法"中的一个重要原则。从表格中可以清楚地看出，很多鲜豆类和薯芋类蔬菜的可消化碳水化合物含量实际上已经超过 10%（在新鲜含水分的食物中，10% 的含量算是比较高的）。所以请读者一定要刷新头脑中"只有米面才含有碳水化合物"的固执偏见，尽情拥抱各种淀粉含量高的蔬菜吧，让它们成为你的主食，你会发现餐盘和肠胃里都是一片新天地。

多糖（非淀粉）是特殊的糖吗？

　　除了淀粉之外，不同的简单糖手拉手在一起还会形成什么呢？这就是目前食品科学和营养学界共同研究的一个热门话题——植物多糖的研究。

　　哺乳动物身上除了糖原之外没有其他形式的可消化多糖，所以多糖研究主要针对植物。植物多糖与淀粉和纤维素不一样，淀粉是葡萄糖的不稳定大家庭，不仅容易被酶瓦解，而且吸收速度堪比简单糖。果胶、半纤维素和纤维素则是另一类比较特立独行的碳水化合物，虽然也属于葡萄糖大团体，但是它们用的是一种更加牢固的联结方式，因为它们肩负的重任是形成植物笔直的腰杆——号称"植物的骨干"。甚至连参天大树也是一点点靠这样的木质素（多糖的一种）撑起来的，它们不仅联结牢固，而且能对抗人类消化液中的特定淀粉酶。人类是不能靠吃草过活的，因为这类纤维素并不能给我们提供能量，而食草动物可以依靠吃草获得能量。为什么牛和羊天天吃素却有这么多"肥羊卷""雪花牛肉"产生？那是因为饲草中有丰富的纤维素、半纤维素这类比较粗糙的碳水化合物。牛、羊这类动物可以依靠自己第一个胃中的微生物长时间发酵来消化这类纤维素，从而给自己带来用于供能的简单糖。这个过程非常像人类的大肠对膳食纤维的发酵，只是顺序刚好相反，所以食草动物可以在纤维素发酵后重新吸收这部分热量从而长得壮实，甚至让"雪花肉"层出。而人类大肠已经是消化系统的末端，能被重新吸收的能量已经来不及回头了，所以膳食纤维尤其是纤维素这类不溶性膳食纤维对人类来说，供能的意义非常小，更多的是对肠道蠕动和微生物菌群健康的益处。

　　肠道微生物菌群的生物多样性在此就不展开说了。它们是完整的生态系统，并且数量之庞大也远远超过我们自身的细胞，所以我们的身体与它们对物质的代谢和分解的能力相比并不是一个级别的选手。它们自然也是掌控了我们大肠的"地头蛇"，它们的健康几乎等于我们的健康。远超目前主流认知的是，肠道菌群不仅是调控消化的一把手——当你拉肚子或者消化不良时，很可能是它们内讧了，还会利用食物中小肠无法完全消化的部分，生成丁酸这类少见的短链脂肪酸。这些名副其实的小分子物质，可以不经过肝脏就直接在肠道的细胞中参与生理活动，比如作为信使在肠道与大脑之间传递秘密信息（所以说肠子是"第二大脑"）。而且，这类小分子脂肪酸还能作为免疫力的使者参与身体抵抗外界侵扰的过程，对提高我们肠道的防御能力有所帮助。目前还有研究指出，它们与影响糖尿病的重要激素——胰岛素也有密切的关系，这就是为什么过去人们大量吃粗粮却没那么容易得糖尿病，而现代人吃的都是精细的碳水化合物，却容易产生胰岛素抵抗。粗粮中的膳食纤维对血糖的上升有拮抗作用，而精制谷物则失去了这种天然的缓冲作用，因此后者直接把身体暴露在危险中。

　　从这个角度我们也可以看出，所有动物在进化的过程中都是顺应自然的食物供应而来的，毕竟我们是因为适应而有了生命，同时生命本身也是为了更加适应环境。由此可知，人类若想获得自然的恩典，要长寿，要健康，要自在地存活，顺应自然的饮食是一个重要的环节。这样我们就能很容易地理解为什么单纯地吃精制的白糖、提纯的油，还有加工过的蛋白粉，再"嗑"上几片复合的维生素片依然不能活得很舒服。因为生命的由来并非如此，自然也不会是我们要进化的方向。

而除了这类植物细胞壁里用来"撑场面"的硬质结构，还有一类具有活性的多糖值得我们关注和探索，它们是存在于植物中的极为复杂的体系之一。它们是由不同单糖组成的复杂结构，所以只要某些单糖不一样，组成的多糖就会千变万化。在单糖手拉手形成一级结构后，由于自身的吸引力或者排斥力，它们会继续盘旋、跳跃，然后形成二级、三级、四级结构。没错！这就是从氨基酸到蛋白质形成的过程。植物的多糖的确非常像蛋白质，有着复杂的平面和立体结构，展现了生态的多样化。我长期鼓励大家多吃蔬菜、水果、豆类这些植物性的食物，其中很重要的原因就是它们有着我们目前还没有揭秘的很多健康优势，比如含有大量多糖。

目前我们对多糖的研究还处在相对初级的阶段，除了上述几种膳食纤维之外，还有一类被发现有特殊功效但是又"犹抱琵琶半遮面"的活性多糖。枸杞中的枸杞多糖、茯苓中的多糖、香菇中的多糖都是这类结构复杂而功能并未完全被人类知晓的物质。还有银耳中的多糖，它具有黏性，所以银耳在熬煮、冷却后会形成"胶冻状"，很多人误以为这类胶冻就是皮肤下的胶原蛋白，因此银耳就莫名其妙地背上了美颜的重担。其实这些胶冻是银耳多糖，既不是蛋白质，也不太可能对我们皮肤的胶原蛋白发挥什么特殊的作用，所以不要再觉得植物的那些胶冻能让脸变得水嫩了。由于局限性，目前大多数植物多糖的研究仅仅止步于动物实验和体外试验，并不能很成熟地被广泛应用。而我们最好的策略依然是，尽可能摄入多种天然的食物，让这些复杂的多糖以温和的方式作用于身体，因为它们含有的营养价值各不相同。

更健康的神秘糖

　　说了各种类型的碳水化合物，其实还有一类鲜为人知也并不为科学界所广泛研究的糖。它们在化学分类上甚至是一类单糖，也会有类似白砂糖的甜甜的味道，只是由于结构与葡萄糖并不一样，无法被当作合适的"燃料"用于给身体供能，所以这类糖目前也是低热量和低碳水化合物食物的热门替代品。

　　严格来说，它们并不能叫作代糖，因为它们本身也属于简单糖的范畴，甜度与蔗糖很类似，而且能增加食物的体积和吸水性。它们和代糖最大的区别在于热量以及对血糖的影响程度，所以这类型的很多特殊糖会有一个令人困惑的名字——更健康的糖。

　　这类糖包括哪些呢？比如塔格糖、海藻糖、木糖等既是简单糖又有热量的糖。它们之所以特殊，是因为它们非常贵，获取的方式有限而且成本高，通常比较稀有，因此也不会大规模流行起来代替蔗糖。但是它们各有各的本领，所以在部分食物中也会存在这些神秘糖的踪影。

　　塔格糖是一种与果糖非常像的糖，它会天然存在于某些微生物中，非常稀有。加热过的牛奶中会有非常少量的塔格糖，由牛奶中的乳糖受热分解转化而来，所以我们基本上不会从自然界中吃到太多塔格糖。在加工食物中，一些厂商会使用塔格糖作为代糖，原因是它的特殊结构以及它在体内的血糖效应。塔格糖与果糖只存在一个区别，但就是那一点点区别造成它被肝脏转化吸收的效率稍微低了一些。根据欧洲食品安全局的推荐方法估算，塔格糖的热量大约是葡萄糖的75%。因为代谢方式与果糖相同，吸收进去的那部分塔格糖对血糖的影响不太明显，因此可以用少量塔格糖代替普通的白砂糖，作为热量更低而且对血糖更加友好的代糖。但是读者也会发现，这一点点的区别实属杯水车薪，所以也不能认为塔格糖就是适合糖尿病病人的糖，更不能觉得它是低热量、吃不胖的糖。塔格糖终归是糖，也是精制并提纯的不自然的能量富集产物，用对待糖的态度对待它才是明智的。

海藻糖的名字非常好听，而且如今海藻也被商业化赋予了很多印象——水润，富有营养，富有活力。但是海藻糖的真实来源和化学基础可没那么漂亮，现在我们能接触到的海藻糖基本上是从淀粉水解过程中获得的。而且海藻糖的结构十分普通，就是由平平无奇的两个葡萄糖分子连在一起，没有还原性的糖，依然有着与蔗糖类似的热量和血糖效应，所以它并不是所谓的代糖，而是名副其实的糖。但是为什么它还会经常被用在食品中呢？因为它具有极强的保水性能，海藻糖存在于海藻、一些耐旱植物以及真菌类生物体内用于保存水分，所以这个"保水小能手"自然会被一些需要水润口感的食物（比如蛋糕）视为珍宝，由此产生了使用更加珍贵的海藻糖的需求。但这并不是出于健康的考虑，纯粹是因为口感。许多护肤品也会把海藻糖运用在保湿上，全面发挥它真正的潜能。

木糖则是更鲜为人知的一种单糖，注意这里的木糖与常见的木糖醇并不一样。木糖醇是糖醇，严格来说不属于糖类，代谢途径和糖也不一样，所以我会放在代糖的部分再说。木糖是一个五碳单糖，它的特殊之处在于它不能被小肠吸收或转化成葡萄糖作为燃料供能。而与膳食纤维非常像的是，木糖会被大肠中的双歧杆菌等有益菌发酵利用，让这些有益菌更加繁盛。相反，对于很多有害菌群（比如大肠杆菌这类致病菌）来说，木糖则不是它们的口粮。这么一来，木糖相当于"友军的粮草"，用来维护肠道有益菌群的生命力。只是现实依旧比较"骨感"，木糖虽然是植物中成分最丰富的一类糖，但是它的甜度相当弱，大约只有同等质量蔗糖的 40%。这意味着我们要想获得同样的甜度，大约要用2.5 倍蔗糖质量的木糖，这在食品工业里意味着极大的成本增加，更不用说木糖价格本身就比较高了。另外，木糖是一种还原糖，有着比蔗糖的分解物强得多的"美拉德反应"，所以它在很多热加工的食物（烘焙、糖果）中会产生非常浓厚的深棕色和焦糖口感，这种反应过度也不利于食物的感官评价，所以它在食品界还是应用甚少。

Chapter

5

第 章

戒糖第一步：读懂食品标签

营养师和食品科学从业者的首要本领并不是教你怎么吃，而是教你如何看食品标签。预包装食品几乎占据了每个人生活的重要部分，而且是膳食中饱和脂肪酸、盐和游离糖的最大来源，所以读懂这些"小妖精"的信息，就相当于掌控了饮食中最不可控的那部分。

食品配料表、营养成分表怎么读？

要想戒糖，第一步就是学会识别加工食物中的糖。读食品标签是帮助我们严格控制摄入预包装食品中的糖的必要技能。目前我国预包装食品上的营养成分表所执行的国家标准，是需要标明每 100 克该食品的总热量、蛋白质、脂肪、碳水化合物以及钠，并且旁边需要标示出这部分营养素占我们每日所需总营养素的百分比（营养素参考值），也就是 NRV% 那一栏（见表 5–1）。

表 5–1　营养成分表示例

项目	每 100 克	NRV%
能量	1 367 千焦	16%
蛋白质	23.4 克	39%
脂肪	26.2 克	44%
碳水化合物	0 克	0
钠	1 124 毫克	56%

营养素参考值是如何计算出来的呢？其实它是以一个成年人的能量需求模型为基准的，即每天需求 2 000 千卡热量，蛋白质 60 克，脂

肪60克，碳水化合物300克，钠2 000毫克，然后按这几个数值的百分比来显示。所以需要注意，这个数值是以一个身高170厘米、体重60千克的轻体力活动男性为标准来拟定的，对于与这个标准偏差比较大的读者，像是纤瘦或者娇小的女性，需求的能量可能比这个值低30%之多。营养表参考值仅仅可以用作量化参考，而不可将其认定为自己每天的营养需求标准。

回归到食品标签上来，我们要想知道买的零食里到底有多少糖，究竟应当怎么看呢？由于我国并没有强制要求标示总的简单糖含量，所以我们需要结合食品配料表和食品营养成分表两方面来判断。食品配料表指商家有责任告诉你在食物中使用了什么材料。

当然，这里面自然会有单双甘油脂肪酸酯、山梨酸钾等拗口而且不明所以的专业名词。但是大家不用担心，我们需要看的其实就是与糖以及快消化淀粉相关的配料而已（见表5-2）。我已经帮大家整理出来了。

表5-2　与糖及快消化淀粉相关的配料

简单糖类	白砂糖、绵白糖、果糖、冰糖、红糖、黑糖、高果糖浆、果葡糖浆、结晶果糖、葡萄糖、麦芽糖、乳糖、焦糖、糖蜜、椰糖、糖粉、转化糖、海藻糖
淀粉类	淀粉、变性淀粉、糊精
其他类	枫糖浆、蜂蜜、浓缩果汁、炼乳、麦芽萃取液/谷物胚芽萃取物

看了这些是不是非常惊讶，原来不是只有白砂糖代表糖，也不是商家说"不添加蔗糖"就等于没有糖，添加了浓缩果汁的食品甚至可能含有很多游离糖。所以要想戒糖，读懂标签是要跨过的非常重要的一道门槛。

对于液体食品，阅读食品标签比较容易，毕竟液体食品成分相对简单，而且甚少会添加淀粉和其他多糖来混淆。所以在看瓶装饮料的标签时，第一步是读它的配料表，看到只有水、浓缩果汁、香精、抗坏血酸钠，就能知道这瓶饮料的全部碳水化合物来自浓缩果汁；第二步是读营养成分表，碳水化合物的总量基本能告诉你其中的糖含量。

如果饮料里既没有添加膳食纤维，也没有固体的淀粉成分，更没有添加糖醇这类代糖，就可以认为它的绝大多数碳水化合物来自浓缩果汁当中的简单糖。比如，一瓶 500 毫升的饮料中，每 100 毫升含有 10 克碳水化合物，那么可以估算为每 100 毫升含有 10 克游离糖（因为来自水果，不能直接称之为添加糖）。喝下去这样一瓶饮料就相当于吃了 50 克糖，也就是直接喝够了一天游离糖的推荐量上限（还是成年男性的上限）。50 克糖用平时的椭圆形金属勺量就是满满 5 大勺，是不是很夸张？而这些每日推荐上限量的糖，我们竟然在不知不觉中就着这种果味饮品酸甜适当的口感，一口一口地喝了下去，丝毫不觉得饱或者腻。就连事后回忆起来，还觉得自己的饮食"挺健康"，每天的果味饮品好像还为自己补充了维生素。这就是典型的日常进行伤害性饮食而不自知的危险习惯。

说完了危害大，存在感却很低的甜饮料之后，接着说说更加复杂的固体食品。固体食品也需要分类，其中烘焙类是比较难判断的，因为它们的主要配料是富含淀粉的小麦粉，而各种烘焙食品（饼干、蛋糕、夹心馅饼）的面粉用量差别很大，添加的糖也各不相同。但是在预包装的加工食物里，天然的膳食纤维并不会很多，人工添加的就更少（除非主打健康理念），总体来说添加的膳食纤维不可能超过 10%，所以可以暂且放一放。那么剩下的碳水化合物基本就是"淀粉+游离糖"这个我们需要尽量减少摄入量的组合。

营养标示	
每 100 克	
热量	255 大卡
蛋白质	4.5 克
脂肪	16 克
饱和脂肪酸	6.9 克
反式脂肪酸	0 克
碳水化合物	23.3 克
钠	84 毫克

品　　名：芋泥卷心蛋糕

成　　分：芋头、面粉、植物油、白砂糖、食盐、鸡蛋、可可粉

重　　量：1 100 克 ± 100 克

有效日期：标示于盒侧

注意事项：请避免日光直接照射，及勿置于高温、高温之场所

新鲜蛋糕请速食用，放入冰箱冷藏时 0~5℃最佳。

图 5-1　某品牌蛋糕配料表示例

以上图（见图 5-1）中的蛋糕为例，先来看它的配料：芋头、面粉、植物油、白砂糖、食盐、鸡蛋、可可粉。含有快消化碳水化合物的成分包括芋头、面粉和砂糖，其中白砂糖和面粉分别是以游离糖和淀粉为主体的成分，这个很好判断。第一个配料是芋头，新鲜芋头大约含有18%的碳水化合物。结合标签上的营养成分表来看，每 100 克蛋糕含有23.3 克碳水化合物，这是什么概念呢？每 100 克大米饭约含有 26 克碳水化合物，可以理解为这个蛋糕与米饭中的碳水化合物比例接近，但是进一步知道其中的膳食纤维有多少就比较困难，因为我们不知道每种成分各有多少，所以就没有深究的必要了。

说完了常见的含有快消化碳水化合物的烘焙类食品，我们再来看看含糖量比较高的糖果类——巧克力。市面上大多数巧克力是由可可这种植物果实的粉末加上果实的油脂（可可脂）、牛奶和糖制作而成的糖果。可可粉本身的口感非常苦，所以很少有人能接受可可粉含量在70%以上的黑巧克力。而大多数人喜欢又甜又丝滑的牛奶巧克力，甚至是"假巧克力"——白巧克力（完全不含可可粉），而这类可可粉含量

偏低的巧克力的碳水化合物含量通常达到了50%以上，也就是说，差不多一半都是添加糖和牛奶中的乳糖这类简单糖，是名副其实的"糖果"。连巧克力这类看似不太像糖的食物中很多已经一半以上都是糖了，更不用说水果糖、奶糖、牛轧糖这类基本上靠简单糖打底，再加上各种口味的糖果了。

接着我们再来看看方便面这类很像正餐的快餐食品中到底有多少碳水化合物（见表 5–3）。

表 5–3　方便面营养成分表示例

项目	面饼		调味包	
	每份（82.5 克）	NRV%	每份（25.5 克）	NRV%
能量	1 666 千焦	20%	536 千焦	6%
蛋白质	7.2 克	12%	2.8 克	5%
脂肪	17 克	28%	10.4 克	17%
碳水化合物	53.8 克	18%	6.1 克	2%
钠	705 毫克	35%	1 615 毫克	81%

方便面中的碳水化合物基本上来自面饼，调料包的主要成分是油、盐和各种调料，所以我们主要关心面饼。为了便于长期保存以及在泡开或者煮开后保持面条的劲道口感，方便面需要通过油炸去除水分，因此可以看到面饼中的脂肪相当多，质量占比竟然有20%之多；而碳水化合物以面粉中的淀粉为主，因为面饼是脱去大部分水分的食物，所以其质量占比约65%，这在干货食物中属于中等水平的含量。估算下来，方便面作为一种主食型速食品，碳水化合物含量并不是出奇的高，但是脂肪含量和钠的超高含量远远超出了一顿正餐合理的份额。出于这两方

面的考虑，我们偶尔吃吃就好。

八宝粥是另一个"旅途饱腹神器"，再加上近年来营养界对"杂粮""杂豆"代替精制白米饭的呼声越来越高，它也受到了许多人的喜爱，那么我们就来看看罐装八宝粥的营养价值和碳水化合物含量吧（见表5–4）。比如这款预包装的八宝粥的配方：水、白砂糖、糯米、大麦仁、赤豆、红芸豆、花生仁、黄酒、桂圆、莲子、银耳。

表5–4　八宝粥营养成分表示例

项目	每100克	NRV%
能量	290千焦	3%
蛋白质	1.3克	2%
脂肪	0.9克	2%
碳水化合物	12.5克	4%
钠	52毫克	3%

八宝粥营养成分表显示，每100克八宝粥中的碳水化合物竟然只有12.5克。对，你没有看错，看上去非常少。但要注意，八宝粥是水分含量非常高的食物，80%左右都是水，所以并不适合直接与前面说过的方便面面饼做比较。要是除去80%水分，干八宝粥的碳水化合物占比大约是62.5%，比干的方便面略微低一点，这些碳水化合物来源于谷物和豆类，以及添加糖。因为八宝粥中使用的谷物和豆类很多都是整粒的，所以其中还有一部分膳食纤维。同时我们也顺便看看它的脂肪和蛋白质含量，相对于方便面来说都更加合理而且优质。

所以无论从碳水化合物含量还是整体的营养均衡度来看，八宝粥都是更值得选择的食品。而它唯一的缺点就是，因为成分只有炖得比较软烂的谷物和豆类，淀粉特别容易吸收，再加上添加了数量并不少的糖（配料表第二位），所以八宝粥对血糖的影响很可能比含脂肪更多的方便面更大。想要控制血糖的读者在吃八宝粥的时候，首先要选择低糖、无糖或者使用木糖醇代糖的产品，同时配合鸡蛋或者坚果这样富含蛋白质和优质脂肪的食物（毕竟一罐八宝粥也不太顶饱），组合成混合饮食从而降低血糖的波动，真正做到"低糖"且"低血糖反应"。

看了这么多，大家一定好奇我们平时的一顿正餐会是怎样的数据，这里拿营养没那么均衡的一顿午餐和营养更均衡的午餐做个对比，看看差别在哪儿（见表 5-5）。注意，这里用的例子是两顿同等热量的午餐，因为刨除热量因素讨论营养是不合理的。

表 5-5　午餐营养成分对比

食物和热量	营养没那么均衡搭配的午餐	营养更均衡的午餐
主食 90 千卡	熟米饭 75 克	蒸紫薯 100 克
蔬菜 36 千卡	胡萝卜块 90 克	空心菜 180 克
蛋白质类 90 千卡	鸡腿肉 50 克	鲈鱼肉 90 克
油脂类 90 千卡	烹饪油 10 克	烹饪油 5 克、腰果 7.5 克
水果 90 千卡	香蕉 100 克	苹果 170 克
饮品 90 千卡	含糖冰红茶 225 毫升	全脂纯牛奶 150 毫升
菜品总和	宫保鸡丁、蒸米饭、香蕉、冰红茶	蒸鲈鱼、炒空心菜、蒸紫薯、苹果、腰果、牛奶
总热量	486 千卡	486 千卡
食材总重量（饮品除外）	325 克	552.5 克
碳水化合物总量（不包括膳食纤维）	74.6 克	58.8 克

从上面的两个食谱中，我们能总结出来 4 个干货点：

1. 总碳水化合物多的一餐通常饱腹感差，因为能吃的总食量减少。
2. 饮料和水果通常是碳水化合物大户，因此用心选择是关键；低碳水的水果通常能吃更多。
3. 同样多碳水化合物的情况下，主食选择薯类比谷物更能饱腹。
4. 蔬菜选择含淀粉少的种类极大地有利于平衡热量与碳水化合物。

此外，油脂部分用坚果代替也是我展示的一个饮食饱腹平衡小技巧。而且大家可以注意到，含糖 10% 的冰红茶的热量竟然与差不多量的牛奶一样。但是牛奶在膳食中的定位是优质蛋白的来源，也是每日正餐膳食重要的一部分，而冰红茶仅仅是空热量，所以同等热量的饮食中，高糖高碳水化合物餐还可能意味着总体营养密度降低。

了解甜饮料、甜品和零食以及日常正餐的营养成分后，我希望大家能掌握的是这种透过表象看本质的领悟力，因为营养学不是用来束缚你的饮食的，而是帮助你做出更明智的选择。饮食中最可怕的就是，事实上错得离谱却浑然不知。这可能源于营养学和食品常识的欠缺，比如不知道如何读食品标签，或者对浓缩果汁的概念有所误解，而学习营养知识就是破除这种"表面上很健康，实则完全错误"的饮食习惯的利器。

如何综合判断食品中的碳水化合物含量高低?

对于预包装食品,我们可以通过阅读配料表和营养成分表来避开绝大多数雷区。即使我们不清楚具体有多少游离糖,也能掌握总碳水化合物含量。但令人犯愁的是,现在外出吃饭或者叫外卖的机会越来越多,在早餐店买点散装的小吃也是常有的事,对于这种没有标签可以看的食物,我们又如何判断碳水化合物含量呢?

这里我就教给大家一个营养师通过长期积累得来的"眼口共用"判断碳水化合物的方法。

我们都已经清楚,碳水化合物在食物中主要有三种形态:膳食纤维、淀粉以及游离糖。所以我们要判断的就是这三种形态的存在,那么它们分别有什么特征可以帮我们识别呢?

膳食纤维:膳食纤维也是碳水化合物的一种,并不是一类固定的物质,而是所有无法在人体小肠内完全被酶消化的碳水化合物。它的碳链长度可以很短,比如三糖或者加在婴幼儿配方奶粉中的低聚糖,也可以很长,比如一些抗性淀粉(无法完全被消化的淀粉)。所以在食物中,膳食纤维的添加几乎无法通过口感和味道来判断,只能通过阅读食品的配料表结合营养成分表来判断。这对于普通人来说还是很困难的。

这里重点说一下膳食纤维的营养特点，它并不是完全没有热量的。在过去，很多人认为膳食纤维就是一种"穿肠过"的纤维，在人体内的旅程仅仅是一种物理过程——不被消化和吸收。而事实上，膳食纤维仅仅是不会被小肠中分泌的淀粉酶和糖苷酶消化，还是会在大肠中被细菌部分分解，一部分用来滋养大肠中的菌群（即益生元的作用），另一部分供给人体。所以膳食纤维是有能量效应的，它在营养学中统一的折算能量是每克2千卡，是可消化碳水化合物的50%。

在预包装食品的营养成分表里，膳食纤维不会显示在"碳水化合物"一栏中。对此除非食品厂家主动声明，比如"本产品添加了不少于2克每100毫升的膳食纤维"，否则我们没有办法知道准确的添加值。不过膳食纤维属于人体必需的营养素之一，功能性较低且对人体的益处较多，通常我们不会因为"担心吃过多"而关注它的值。

淀粉：淀粉就是单糖通过 $\alpha-1$，4-糖苷键手拉手形成的长链，可以是一整条长直链，也可以是带有很多支链的网络状分子。它的吸水性比较强，在食物中的存在主要通过口感来判断。

在热且湿润的食物中，淀粉的口感非常明显，就是"软乎"和"糯"。经典的就是热米饭、热土豆泥、热红薯、热面条。但是淀粉还有一种更加致密和具有"惰性"的形式，即存在于温度偏低或者含水量很低的食物里，比较典型的就是饼干、冷面包、法棍这种第一口很脆，但是一旦混合了唾液就变得软糯的食物。除此之外，绝大多数食物都是复合的质地，其他成分（如蛋白质和脂肪）会干扰淀粉的口感。蛋白质和淀粉的混合会让食物的口感更加绵软湿润，比如奶酪蛋糕；而黄油与面粉交织形成的一层层酥皮，油炸过春卷的脆皮，因为油脂的浸润，不会有太粉糯的口感，这是我们需要了解和甄别的。

游离糖： 这个乍一看是极好判断的，毕竟游离糖大都很甜，所以那不就是越甜的食物含糖越多？这个逻辑本身并没有问题，但是我们需要考虑两种特殊情况：第一种情况是，在添加了"高强度甜味剂"的食品中，甜度与糖分不一定有直接关系，这点需要我们通过阅读食品配料表来判断，后面也会给大家介绍现在市面上允许在食品中使用的各种甜味剂；第二种情况就更复杂也更常见了，甜味毕竟是一种味觉感受，而这种味觉会受到其他味觉干扰，比如酸味和鲜味。在很多复合配方的酱料中，放在第一位的往往就是白砂糖，这种甜味通常会被酱油、辣椒、洋葱、大蒜、番茄酱还有各种具有鲜味的氨基酸盐冲击得所剩无几，吃到嘴里时我们就觉得鲜美无比，却感知不到太多的甜味，因此也很难将酱料与大量的糖联系在一起。但仔细看看下面这个烧烤酱料的营养成分表（见图 5-2），我们就会很惊讶地发现这个酱料的 40% 以上竟然都是碳水化合物。再结合配料表，我们就知道这些碳水化合物基本上都来自排在第一位的白砂糖。可以说，吃一勺酱料，有小半勺都是糖，但是我们丝毫没有觉察。

配料： 白砂糖，酱油（水、大豆、小麦粉、食用盐），食用植物油，辣椒，洋葱，大蒜，浓缩番茄酱，酵母抽提物，食品添加剂（谷氨酸钠、5′-肌苷酸二钠、5′-鸟苷酸二钠、山梨酸钾、安赛蜜、安曲红），香辛料。

营养成分表

项目	每 100 克	NRV%
能量	759 千焦	9%
蛋白质	2.3 克	4%
脂肪	0	0
碳水化合物	42.3 克	14%
钠	4 410 毫克	221%

图 5-2　酱料营养成分表示例

除了酱料之外，以下这类食品也含有很多"不易察觉的糖"，因为在复合调味的食品中，糖和盐实在是一个不可或缺的组合，它们在一起就形成了鲜甜可口的神奇味道，因此是很多配方复杂的食品中几乎无法避免的配方之一，哪怕这些东西吃起来好像一点甜味也没有。

表5-6　含糖预包装食品举例

酱料类	烧烤酱、番茄酱、照烧酱、蚝油、甜酸酱、千岛酱、美乃滋、烤肉酱
蜜饯类	话梅、陈皮、杨梅及其他腌渍水果
固体粥/饮品/代餐类	复合魔芋代餐、黑芝麻糊类、综合谷物粉、减肥代餐
加糖罐头类	加糖水果罐头，调味鲮鱼或肉制品罐头，蜂蜜柚子茶，红枣茶罐头
咸味糕点类	酥饼、夹心烧饼、叉烧包、流沙包
调味肉制品	烧猪肉脯，各类肉松、鱼松，鱿鱼丝，午餐肉，香肠

在上面含有隐藏糖的预包装食品（见表5-6）中，有一类非常矛盾——减肥时期用的代餐类食品。商家号称这类代餐是"用来完全代替一顿饭"的，减重原理是完全放弃正餐的热量和营养，摄入代餐中计算好的热量（通常会比正餐低30%~40%）和一部分配比好的营养素。这些营养素肯定不能完全代替正餐中的营养，但是这个问题在此不详细展开。正因为代餐是用来完全取代一顿饭的，热量又有严格限制，它的营养素也基本上是添加剂的形式——与我们吃的膳食补充剂（俗称的保健品）类似，所以这个过程相对简单，基本可以做到"加入营养素而基本不带入一点能量"。这么一来，代餐就成了"营养素的堆砌""饱腹感的

堆砌""吸引人的口感"三个要素组合的食物。其中好理解的就是，为了具有吸引人的口感，市面上的代餐冲剂主打巧克力、奶茶、椰子等诱人的口味，而糖或者甜味剂的添加也非常普遍。

最后我们重点看看加了糖的乳制品的标签。现在很多针对儿童的牛乳饮品都会添加一些糖让孩子多喝"奶"，这种做法非常不可取，原因有两个：第一，喝下去的糖不仅与超重和肥胖问题有直接关系，更与蛀牙脱不开干系，所以建议不想养出一口蛀牙的胖小孩的家长，不要选择任何含添加糖的乳制品；第二，出于食品工业制作的考虑，我国国家标准规定"纯牛奶"只能含有新鲜牛乳，所以可以认为任何加了糖的乳制品都属于"调味乳"。而这类调味乳的牛乳含量通常较低，并且还会添加其他天然或者人工的香精进一步提升口感，有的还会添加色素和增稠剂。如果给孩子喝牛奶是为了保证营养，但是选择了这类不仅加了糖还含有一大堆莫名香精的调味乳，其实对孩子是弊大于利的。

下面这款针对儿童制作的乳制品（见表 5-7），以牛乳为基底，添加了膳食纤维（聚葡萄糖是膳食纤维的一种）、蔬菜和谷物粉等膳食补充剂来强化营养。我们可以看到配料表中第二位就是白砂糖，也就是说白砂糖的添加量大于后面的各种蔬菜和谷物粉，所以它依然属于"强化了部分营养的甜饮料"。其碳水化合物占比是 8.3%，由于不知道牛乳本身的含量和其他材料的添加量，因此很难判断它的添加糖分量。家长在给孩子选择乳制品的时候需要斟酌，衡量一下孩子是否真的需要通过喝这类添加糖的甜饮料来摄入量不太多的牛乳和蔬菜、谷物。

表5-7　儿童乳制品配料及营养成分表举例

配料: 生牛乳, 白砂糖, 聚葡萄糖, 低聚果糖, 混合蔬菜粉, 混合谷物粉, 坚果油, 鱼油提取物, 维生素, 食品添加剂。

项目	每100毫升
能量	334千焦
蛋白质	3.0克
脂肪	3.5克
碳水化合物	8.3克
膳食纤维	3.5克
钠	65毫克

　　那么对于成年人来说, 有没有什么需要留心的乳制品呢? 答案是酸奶这一类乳制品。酸奶、酸乳以及乳酸菌饮料向来是我国名副其实的"加糖大户", 这些五花八门的名称是对酸奶本身制作方式和加入的菌种的专业区分, 它们共同的特点是含有乳酸, 要么由产酸菌种发酵牛奶中的乳糖产生, 要么来自人工添加剂。而正是这种酸味让很多消费者没有办法接受"原味酸奶", 所以加糖也成了"众望所归"。

　　我们从这瓶酸牛乳的标签 (见表5-8) 可以看出, 排在第三、第四位的配料都是游离糖 (白砂糖和果葡糖浆), 而第二位是用于调味的水果块, 本身也含有一定量的糖。我们再来看看它的营养成分表, 碳水化合物竟然高达14.8克每100克, 这是什么概念呢? 很多读者认为酸奶比牛奶要更加"浓缩一些", 所以含有更多的糖。但是它的蛋白质和脂肪占比分别只有2.8%和3.1%, 这两个值在纯牛奶中大约是3.2%和3.8%。也就是说, 这瓶酸牛乳总体的牛奶浓度低于普通牛奶, 却有着普通牛奶将近3倍碳水化合物的量。普通纯牛奶自带的乳糖大约是

5%，在这瓶酸牛乳当中，一部分乳糖被乳酸菌"吃掉"变成乳酸，而且这瓶酸牛乳只有大约 80% 的牛奶。由此推算，它的添加糖量在 10% 以上，而其他的碳水化合物分别来自牛乳本身残留的乳糖（不会完全被乳酸菌消化）、水果块以及添加的菊粉（一种膳食纤维）。

表 5-8　酸牛乳配料及营养成分表举例

配料：生鲜牛乳，水果块，白砂糖，果葡糖浆，嗜热链球菌，保加利亚乳杆菌，菊粉，食品添加剂。

项目	每 100 克	NRV%
能量	414 千焦	5%
蛋白质	2.8 克	5%
脂肪	3.1 克	5%
碳水化合物	14.8 克	5%
钠	60 毫克	3%

如果我们每天喝 250 毫升这样的酸牛乳，相当于喝下去至少 25 克游离糖，这并不能被酸牛乳带来的好处抵消，所以这样的食品更像带着发酵乳的甜品，而不是我们每天必需的营养品。建议大家在选择每天的乳制品的时候，留心碳水化合物总量，尽量选择碳水化合物含量在 10% 以下的发酵乳产品。对于纯粹用乳酸调味的含乳饮品，则要尽量避免，因为这类饮料实质上与各类甜饮料区别不太大，含有较低浓度的乳制品也无法带来健康益处，喝下去的游离糖反倒会有实实在在的风险。

下面的表格（见表 5-9）就总结了常见乳制品的特点和警戒含糖量，大家可以根据这一表格来审视自己日常购买的乳制品。对于想戒糖的人来说，控制这类每天都会饮用的饮品，尤其是很多人每天当作早餐的饮品，是非常重要且值得花更多时间研究一番的。

表5-9　常见乳制品特点及警戒含糖量

含乳饮品	纯牛乳	乳酸菌饮料（包括酸牛乳和发酵乳）	乳酸饮料
特点	除了鲜牛奶不可以添加任何其他配料	以鲜奶或者乳粉为原料，经过发酵制作的饮品（有活性和灭活两种产品）	以纯牛奶或者乳粉为基础，通过添加柠檬酸或者乳酸，以及添加糖制成的含乳饮品，不含有乳酸菌
是否算乳制品	是	是	不是
天然乳糖含量	5%	<5%	非常少
添加糖含量警戒线	不允许添加糖	10%	5%
每天饮用	推荐	推荐低糖或无糖版	不推荐

通过下面这种代餐粉的配料表（见表5-10）可以看出，排在前两位的配料是蛋白质的主要来源，而第三位就是为了提升口感的果糖——一种非常标准的添加糖。后面还有天然香料和甜菊糖（一种天然的高效甜味剂）来进一步提升口感；其他原料都是蔬菜和谷物的粉末，主要是为了提供营养素。为了减重，如今很多消费者会使用代餐粉来"走捷径"，逃避一步一步走向健康饮食的痛苦和艰难，但是在这个过程中也会遇到摄入不必要的游离糖和甜味剂的问题。希望各位读者在进行饮食抉择的时候，一定要考虑食品的各方面质量，要知道除"完美的平衡饮食"之外，几乎没有任何无害的方法让你既吃饱又吃不胖。

表 5-10　代餐粉配料及营养成分表

食用分量 2 勺（39.5 克）

每瓶分量 14 份

	每份含	日摄值 %
热量	160 千卡	
脂肪中的热量	17 千卡	
脂肪总量	2 克	3%
碳水化合物总量	11 克	4%
膳食纤维	5 克	20%
总糖含量	5 克	
蛋白质	20 克	40%
维生素 A（β 胡萝卜素）	1 000 国际单位	20%
维生素 C（来源于金虎尾）	25 毫克	42%
维生素 D（来源于蘑菇）	200 国际单位	50%
维生素 E（D–α–生育酚）	15 国际单位	50%
维生素 B_1（来源于酵母）	0.7 毫克	47%
核黄素（来源于酵母）	0.8 毫克	47%
烟酸（来源于酵母）	8 毫克	40%
维生素 B_6（来源于酵母）	0.9 毫克	45%
叶酸（来源于酵母）	200 微克	50%
维生素 B_{12}（来源于酵母）	3 微克	50%
生物素（来源于酵母）	75 微克	25%
泛酸（来源于酵母）	2.75 毫克	28%
钙（来源于藻类）	200 毫克	20%
铁（来源于混合蛋白质）	6 毫克	33%

	每份含	日摄值%
碘（来源于酵母）	15 微克	10%
镁（来源于海洋矿物复合物和藻类）	40 毫克	10%
锌（来源于酵母）	1.5 毫克	10%
硒（来源于酵母）	7 微克	10%
铜（来源于酵母）	0.2 毫克	10%
锰（来源于酵母）	0.2 毫克	10%
铬（来源于酵母）	12 毫克	10%
钼（来源于酵母）	7.5 微克	10%
钠	205 毫克	9%
钾	44 毫克	1%
α－亚麻酸（来源于亚麻籽和鼠尾草籽）	160 毫克	†
嗜酸乳杆菌	10 亿菌落形成单位（生产时含量）	†
独有消化酶复合物（α－和β－淀粉酶、蛋白酶1、蛋白酶2、乳糖酶、脂肪酶、纤维素酶、转化酶）	50 毫克	†

*日摄值百分比以每日2 000千卡饮食为基础估算。

†表示日摄值不确定。

配料：豌豆蛋白、糙米蛋白、果糖、阿拉伯树胶、瓜尔豆胶、天然香料、甜菊糖（甜叶菊提取物）、醣质营养素独有复合物［阿拉伯半乳聚糖、芦荟提取物（芦荟叶凝胶粉）、黄蓍胶］、独有浆果粉（草莓、蓝莓、覆盆子、酸樱桃、接骨木莓、蔓越莓）、独有蔬菜混合物（西蓝花、芥蓝芽、番茄、胡萝卜、菠菜、羽衣甘蓝）。

戒糖第二步：
你需要明白血糖生成指数和
血糖负荷的意义

//

"戒糖"潮来袭，在很大程度上与在 20 世纪 80 年代发现的血糖生成指数和血糖负荷这两个指标相关。知识源于实践，在新知识的学习中，我们一定也会产生新的思想，从而指导我们向内探索，迈出更健康的步伐。

虽然在前面收获了这么多关于糖的食品科学知识，以及具体如何在饮食中避免游离糖和淀粉的实战招数，我们仍需要继续了解进阶的知识。我们吃下去的糖和淀粉究竟对血糖产生了多大的影响，而这个影响要如何衡量？有没有什么其他因素会干扰这个过程，让我们的血糖更加稳定呢？如何吃才能既对血糖好，又不用这么痛苦地严控碳水化合物的量呢？

这些都是非常常见的问题，虽然现在终端信息获取技术非常发达，但是面对一个个并不"单纯"的问题，我们很少能通过单篇科普文章解决这么多疑惑。为了解答很多读者心中长久的疑惑，这里会给大家带来更加深层的营养学知识。通过掌握这些看上去很深奥但非常好理解的理念，你会彻底建立属于自己的"饮食法则底线"。

//

血糖生成指数，不是唯一的健康指标

血糖生成指数（Glycemic Index，以下简称GI）并不是一个陌生的理念，在目前的科普宣传中也常常被提及，全球曾经也流行过一阵子"低GI饮食法"。GI其实是具体的实验数据，在并不太久远的1981年，来自加拿大多伦多大学的营养学教授戴维·詹金斯（David Jenkins）提出这个概念，初衷是帮助糖尿病病人衡量饮食的质量，以及选择更合适的饮食。毕竟糖尿病是一种体内糖代谢出了问题的疾病，与糖尿病病人生活质量最相关的指数就是血糖指数，因此食物对血糖的影响程度就是糖尿病病人饮食的关键控制点。根据这个原理，戴维·詹金斯教授发明了GI这个概念，指定一个0~100的范围，把通用燃料形式葡萄糖定义成最高的GI值——100，而其他食物都有一个相对值（见图6–1）。

这个指标是一个测量指标而不是观察指标，因此并不是能通过单纯的观察和经验来推算。而且GI会因食物的温度、状态、品种和品牌而不同，甚至每次测量都会有微小的浮动。因此我们日常生活中经常看到的信息严格来说并不准确，比如米饭的GI是77，但东北大米和泰国香米用电饭锅煮30分钟和高压锅蒸15分钟，又或者是隔夜的米饭再炒

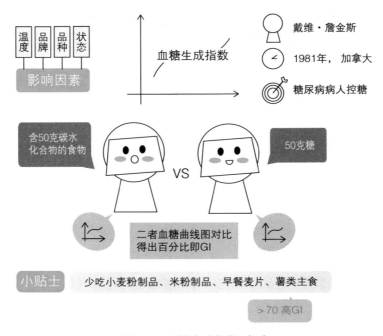

图 6-1　血糖生成指数（GI）

一炒都会有不同的 GI。希望大家在明白 GI 的由来之后，看到类似的信息要留一个心眼，这样就不至于死记硬背，然后觉得所有米饭的 GI 都是 77，拒绝吃米饭，这样往往会导致饮食方式走向另一个极端。

第一类是 GI 高于 70 的食物，我们称之为高 GI 食物，意思是这类食物对血糖的影响与单纯的葡萄糖非常接近，约等于吃糖（除了果糖），不建议多吃；这类食物大都是小麦粉制品、米粉制品、早餐麦片等传统主食类食物。

第二类是 GI 在 55~70 的食物，属于中等 GI 食物，它们大多是一些非加工的全谷物，非蓬松的小麦制品（比如薄饼类、意大利面类），还有部分淀粉比例较高的蔬菜（芋薯类、南瓜）以及各种同时混合了淀粉和脂肪的零食。这类食物对血糖的影响比游离糖（除了果糖）稍小，但是依然会使血糖显著升高，是我们可以作为主食但要控制摄入量，且不宜单独食用的类别。这里可能会有人好奇，为什么发酵后蓬松的米面制品会比实心面团制品的GI更高呢？其实答案也非常好理解，因为酵母在发酵的过程中吃饱喝足后会产生二氧化碳，在面团的内部打通各种疏松的气道，而这样的结构恰恰是我们消化道非常喜欢的，方便消化液渗入并实现消化完全。所以从消化速度上来说，这类发面制品更加不利于血糖稳定。

第三类是低GI食物，指所有GI低于55的食物，绝大多数属于蔬菜和水果（肉类中极少含有碳水化合物，所以不参与测量，在此没有对比意义）。其中可以作为主食的豆类也表现奇佳，下面列出的三种主食中，豆类属于低GI食物。很多营养师都会推荐想控糖的人群使用豆类（除了大豆）代替米饭、面类作为主食，因为豆类不仅GI很低，而且富含膳食纤维和其他各类米面中少有的营养素。富含蛋白质的乳制品自然也大多数都落在这个区间，它们主要用于供应蛋白质而且本身碳水化合物较少，所以GI自然不会很高。

通过下面这个哈佛大学公共卫生网页转载自悉尼大学的GI数据库表格（见表6–1），我们就能对日常食物的GI有一个大致的了解。

表 6–1　日常食物 GI 表

日常食物		含有 50 克碳水化合物分量的 GI
米面谷物制品	白面包	75 ± 2
	全麦面包	74 ± 2

日常食物		含有50克碳水化合物分量的GI
米面谷物制品	特制全谷物面包	53 ± 2
	非发酵面包	70 ± 5
	小麦薄饼	62 ± 3
	烙饼	52 ± 4
	玉米饼	46 ± 4
	白米饭（煮熟）	73 ± 4
	糙米饭（煮熟）	68 ± 4
	大麦	28 ± 2
	甜玉米	52 ± 5
	意大利细面（煮熟）	49 ± 2
	全麦意大利细面	48 ± 5
	米线	53 ± 7
	乌冬面	55 ± 7
	中东小米（古斯米）	65 ± 4
	大米白粥	78 ± 9
	小米粥	67 ± 5
	玉米片	81 ± 6
	麦片饼干	69 ± 2
	燕麦片（非即溶）	55 ± 2
	即溶燕麦粥	79 ± 3
	混合谷物麦片（木斯里）	57 ± 2
水果及其制品	苹果	36 ± 2
	橙子	43 ± 3

（续表）

日常食物		含有 50 克碳水化合物分量的 GI
水果及其制品	香蕉	51 ± 3
	菠萝	59 ± 8
	杧果	51 ± 5
	西瓜	76 ± 4
	大枣	42 ± 4
	芭蕉（绿香蕉）	55 ± 6
	桃子罐头	43 ± 5
	草莓酱	49 ± 3
	苹果汁	41 ± 2
	橙汁	50 ± 2
蔬菜及其制品	土豆（煮熟）	78 ± 4
	即食土豆泥	87 ± 3
	炸薯条	63 ± 5
	胡萝卜（煮熟）	39 ± 4
	红薯（煮熟）	63 ± 6
	南瓜（煮熟）	64 ± 7
	芋头（煮熟）	53 ± 2
	杂蔬汤	48 ± 5
乳制品及植物蛋白饮品	全脂牛奶	39 ± 3
	脱脂牛奶	37 ± 4
	冰激凌	51 ± 3
	水果酸奶	41 ± 2

日常食物		含有 50 克碳水化合物分量的GI
乳制品及植物蛋白饮品	大豆奶（不是豆浆）	34 ± 4
	大米奶（植物蛋白饮品）	86 ± 7
豆类	鹰嘴豆	28 ± 9
	腰豆	24 ± 4
	扁豆	32 ± 5
	大豆	16 ± 1
零食及饮料	巧克力	40 ± 3
	爆米花	65 ± 5
	薯片	56 ± 3
	软饮料	59 ± 3
	大米饼/脆片	87 ± 2
糖类	果糖	15 ± 4
	蔗糖	65 ± 4
	葡萄糖	103 ± 3
	蜂蜜	61 ± 3

GI 是用平均值 ± 标注差表示。

关于牛奶制品，除了明显非常甜的冰激凌接近中等GI这个范围，其他乳制品都是低GI食物。牛乳制品的主要成分就是蛋白质、脂肪以及天然的一部分乳糖，所以只要不人为地添加糖，它的GI并不会太高。相反，如果刻意去除牛乳的脂肪（比如脱脂牛奶），GI反而会比普通全脂牛奶要高那么一点点，所以大家就能直观地了解到脂肪确实能降低食物对血糖的影响。关于植物蛋白饮品，这个表格里的大米奶是比较极端的例子，或许因为淀粉含量稍高以及有添加糖，GI 高达 86。但是大家千万不要因此而"一竿子打死一船"植物蛋白饮品，比如表格中大豆奶（不是中国的传统豆浆）的 GI 就只有 34，比如不加糖的豆浆和杏仁奶的 GI 都不高，不加糖的椰浆因为椰汁中自带的简单糖较多，GI 相对会高些。但是总体来说，以蛋白质（坚果类）和脂肪（椰子）为主的植物蛋白饮品相比淀粉含量高的谷物奶制品会有较低的 GI，因此不必有多余的担心。

酸奶属于乳制品中非常特殊的一类，因为利用了产酸菌把牛奶中的部分乳糖发酵成了乳酸，所以有种独特的酸味，正是这种酸味给了糖一个绝佳的"上位机会"。正如前面所说的，在酸奶中添加糖不仅能获得酸酸甜甜的好味道，更能让我们对过度甜味的抗拒感变迟钝。我们无法得知这张表格里测量的酸奶究竟含有多少添加糖，但是要注意，即使一盒高糖酸奶添加了 10% 的糖分，它醇厚的蛋白质和脂肪体系也会让它的 GI 不那么高，一盒 200 克的小盒酸奶能让你开心且毫无觉察地吃下去 20 克之多的添加糖。这是对血糖实实在在的影响，哪怕过程可能缓慢。

另外，不少人一定会有其他疑问。比如，果糖和蜂蜜都是糖组成的，但是 GI 似乎较低，是不是意味着吃果糖和蜂蜜更加健康呢？

这与糖在我们身体内代谢的路径有关系，复杂的机理不细说，因为果糖不能直接变成葡萄糖，需要在肝脏里花上好一阵子工夫才能改头换面，所以这段"拖延"的时间给了糖一个较低的 GI。它虽然升高了血糖，但是过了很久之后才释放入血液，所以其实餐后两小时对果糖进行的测量不太公平。如果把时间延长一倍，很可能果糖和蜂蜜就成了高 GI 食物了。

那么GI具体是怎么测量出来的呢?

比如，被测试者空腹一段时间后吃下了一碗白米饭，其中含有50克可消化碳水化合物（主要是淀粉），在饭后两小时里多次抽血测量被测试者的血糖值，画出一条曲线，然后与已经准备好的葡萄糖标准曲线比较曲线下方面积（这个标准面积通常也得是同一组人测试出的结果），经比较白米饭的血糖曲线图面积是葡萄糖图的75%，于是白米饭的GI就被给予了75。通过这个GI计算过程，大家可以看出很多门道。首先，GI的测量相对困难，需要专业实验室和至少10个志愿者参与反复取血的实验，所以这个值并不是随便一个机构就能直接给出或者估算出来的。其次，这个数值显然与参与实验的人有一定关系。每个人的基因不同，代谢碳水化合物的能力差异也很大，所以在绘制曲线和比较面积的时候，几乎是"千人千面"。再加上实验本身的系统误差，即使用了取平均值的办法，每次测量同一种食物的结果显然还会有差异。

所以负责任的科普文章一般很少斩钉截铁地说"白米饭的GI就是75，而糙米饭的GI就是70"这类过于绝对的话。最后，同类食物品种和成分本身微小的差异也会对GI产生影响。仍以白米饭为例，如果受试者吃的是日本籼稻煮成的米饭，得到的GI严格来说只能代表这一款产品或者这一种稻米，并不能将数据直接推导至整个日本的籼稻米饭，甚至所有白米饭。

所以我们在参考GI的时候，一定要牢记这三点：测试难度、受试者差异、食物品种差异。这样就不会对GI有过于机械的记忆，而是持一种理性参考的态度。

使用GI指导饮食的重要前提是找到可靠的数据来源。作为一名营养师，我见过很多文章转载来源不详的几种食物GI数据，又或者想当然地对某些食物冠以 GI 值，然后以此渲染或者抹黑某些食物的功效，这样既不负责任也不严谨的做法导致很多人对食物的 GI 有了极其刻板的印象。

- 刻板理解数据：糙米饭比白米饭的 GI 低 5，所以更好。

实际上它们的 GI 非常接近，很难说单纯对于血糖而言哪个更好，还是都不那么合适。

- 臆想数据：全麦面包是全谷物制品，所以它的 GI 肯定比白面包低。

事实上，有实验数据表明白面包的平均 GI 是 75，而全麦面包是 74，可以说几乎没有差异。这句话往往导致很多想减肥或者想控制血糖的人觉得白面包不好，换成全麦面包反而敞开了吃，这其实大错特错。

- 错误数据+流传：一直以来，不少人都把南瓜、燕麦片视为"糖尿病病人之友"，可是看了日常食物 GI 表，我惊愕不已，南瓜的 GI 高达 75，燕麦片更高达 80 以上。这两种所谓的糖尿病食物的 GI 甚至高于土豆泥。即使是巧克力，也才不过 50。对了，还有我一向用来充饥的食物——长法棍，GI 竟然高达 95！

这里犯了"数据来源不明"以及"机械理解"的双重错误，属于具有误导性的健康信息。首先煮南瓜的平均 GI 是 64，燕麦片是 55（即食燕麦粥是 79），土豆泥则高达 87。巧克力的 GI 的确只有 43（但是不代表它含糖量低，巧克力的脂肪含量也很高）。而长法棍的实验室数据表明其 GI 其实从 57 到 95 均有记录，文章取了最高值夺人眼球却不做任何解释，实属毫不负责任的转载。

- 错误理解：冰激凌的 GI 只有 50，而面包高达 80，所以下午茶吃冰激凌显然比吃面包健康多了！

这个错误非常常见，即把 GI 当作唯一的健康或减肥指标。这个错误也是最严重的一种，因为它会直接对人们的饮食产生影响，让相信这个不合理理论的人对任何米面制品唯恐避之不及，而大量吃肉、蛋、奶甚至薯条等仅仅 GI 低的食物，全然不顾食物其他成分和整体营养均衡的问题。

所以在学习 GI 的路上，最重要的就是找对路的开端——严谨且科学的 GI 测量方法和数据库。目前研究食物 GI 比较成熟的机构我首推由澳大利亚悉尼大学珍妮·C. 布兰德–米勒（Jennie C. Brand–Miller）教授领导的 GI 实验室数据库（http://www.glycemicindex.com/index.php），他们不仅在食物 GI 研究上处于全球领先水平，也在澳大利亚当地进行商业化的 GI 测试，因此可以说掌握了很多种食物的 GI 资料，是我们可以参考的权威数据库之一。这是一个英文数据库，通过简单翻译就能让绝大多数人从中受益。在使用这个数据库的时候，我们能清楚地看到里面每种食物都不是一个简单通用的名称（比如"面条""红薯"），而是具体给出"什么品牌的面条煮了几分钟"这种非常生活化的信息。毕竟 GI 是指食物吃下去后对血糖的影响，那么可想而知，品牌（配方不

同)、烹饪时间和手法不同都会对这个数值产生显著的影响，所以一个告知了这些信息的测量值才是靠谱的答案。

同理，既然测量GI需要这么多信息支持才靠谱，那我们自己判断GI也一样需要留几个心眼才能正确理解，它与以下的因素息息相关（见表 6–2)。

表 6–2　与GI相关的因素

提高GI的因素	降低GI的因素
更高的温度	更低的温度
更久的烹饪时间	较短的烹饪时间或生食
破坏食物本身形式的加工方式	完整的食物
更少的油脂、蛋白质、膳食纤维	油脂、蛋白质、膳食纤维含量高
单独吃富含可消化碳水化合物食品	混合饮食
液体或半固体状态	固体状态，需要咀嚼

参考了这么多因素之后，我们应该已经树立了一个更加理性的看待GI的态度，不仅不会凭空猜想某种食物的GI，也不会因为某些固定的数字就拒绝或者敞开吃一些食物。那么在具体的饮食过程中，要如何利用这个数值指导我们更健康地戒糖呢？这就需要引入下一个概念，一个真正用来衡量一餐饭或者一种零食对我们血糖影响的实用因子——血糖负荷（Glycemic Load，以下简称GL)。

血糖负荷，指导饮食更可靠的指标

介绍完食物 GI 这一部分，我们会发觉能判断的也仅仅是单独某种食物是不是对血糖的影响比较大。但是在日常生活中，我们极少会只吃一个馒头或者一碗什么都不加的意大利面，通常是馒头配着不少菜肴、汤羹，或者是意大利面配着奶酪和肉酱、蔬菜沙拉一起吃，又或者喝一杯半糖珍珠奶茶。这样一来，我们就比较难直观地判断这些复合食物对血糖究竟会造成怎样的影响。对于大部分并不准备"一刀切"地戒断快消化碳水化合物的人来说，合理地规划膳食中的碳水化合物几乎成了最重要的问题，因此我们需要一个比 GI 更加好用的数值——它的"大哥" GL。

如果说 GI 衡量某种食物与血糖的关系，那么 GL 衡量的是某种食物或者某餐饭中总的碳水化合物对血糖的影响。可以说，它囊括了GI 本身以及最重要的要素——食物的量。科研界非常流行"撇开剂量谈毒性，都是耍流氓"这句话，在不考虑量的情况下评价某种食物或者药物，基本上是没有意义的。举个例子，虽然水果味硬糖的含糖量几乎在 90% 以上，软饮料只有 10% 的含糖量，但是一天只吃一颗水果糖（3 克），就比一天喝一罐甜饮料（375 毫升）的人在这方面吃的游离糖更少。这个时候，单纯计算水果味硬糖和软饮料对血糖的影响程度就很可笑了。我们应该先关心总量，再去看其中的糖对血糖的影响。

所以血糖负荷的计算方式就是：

GL=GI/100×该食物中可消化碳水化合物总量

这个公式代表的是一种食物对血糖的总影响，是它对血糖短时间内影响的程度与它含有的可消化碳水化合物总量的乘积。前面很多对食物与血糖关系的刻板理解，基本上都来自错误地认为 GI 就是最佳的诠释，而忘记了碳水化合物的量也极其重要。

所以对于日常的混合型饮食，还有本身成分复杂的食物，我们最好关注它们的 GL，即对我们血糖整体的影响。这个值越小，就代表在一段时间内对血糖升高的影响越小，而且含有的可消化碳水化合物总量也不会太高，整体上是一种"血糖友好型"食物。在戒糖初期，这个指标对于很多对食物并不了解的人来说会是非常大的帮助。这个数值同样可以在悉尼大学的 GI 数据库里查询到：

食物名称	GI ↑↓	每份质量（克）↑↓	每份所含可消化碳水化合物总量（克）↑↓	GL ↑↓
长粒白米饭，金冠品牌	76	150	40	30

比如这份长粒白米饭，煮熟后的 GI 值是 76，属于高 GI 值食品；同时我们还要看到每份米饭（150 克）含有 40 克可消化碳水化合物，所以一碗 150 克白米饭的 GL 就约为 30。这个数字单独看可能意义不大，

但是没有比较就没有伤害，我们接着来看看经常被拿来"PK"（对比）的另一个热门主食——面条的表现如何。

面条的GI也非常高，因为它完全是用面粉制作而成的，所以有82也不足为奇。为了公平，选择含水分比较高的新鲜面条而不是干面条，一份取180克，比白米饭多30克，通过换算后，我们可以得到150克新鲜小麦面条的GL约为28.3。这与白米饭不分伯仲，也难怪它们俩被拿出来比较。在选择主食的时候，米饭和面条基本上可以互相替换，不用考虑哪个更优秀，因为它们都属于高GI和高GL的主食。

食物名称	GI ↑↓	每份质量（克）↑↓	每份所含可消化碳水化合物总量（克）↑↓	GL ↑↓
鲜面条	82	180	42	34

那么优秀的主食类食物应该拥有什么样的数据呢？来看看我向来推崇的豆类主食，因为国外的数据与我们常见的豆类的数据区别比较大，这里举的例子是中西都流行的白腰豆，也称白芸豆。它的做法通常是泡水过夜后烹煮。我们可以看到，在这个数据库里，150克白芸豆浸泡后煮17分钟，它的GI只有14，更惊人的是它的GL竟然只有3。但是干的白芸豆本身含有高达60%左右的淀粉，的确是名副其实的淀粉类主食，可见豆类中的淀粉与精制谷物中的淀粉在体内的吸收效果确实天壤之别。

食物名称	GI ↑↓	每份质量（克）↑↓	每份所含可消化碳水化合物总量（克）↑↓	GL ↑↓
白芸豆，浸泡后煮17分钟	14	150	25	3

最后我再分析一下最近几年国外特别火，国内也逐渐兴起的"藜麦风"。藜麦是原产于南美洲的一种主食型蔬菜，常见的藜麦有黑色、红色和白色，其中白色藜麦的口感最软糯也最接近白米饭。它的特殊之处在于，虽然不是谷物，但是完全可以充当谷物的角色而且营养充足。它含有人体所需的必需氨基酸、必需脂肪酸和各种微量营养素，作为主食型蔬菜的它含有超过 60% 的淀粉（干藜麦），所以在 20 世纪 80 年代就被美国国家航空航天局用作宇航员的口粮。联合国更是因为藜麦为全人类营养做出的巨大贡献，把 2013 年定为"国际藜麦年"，在全世界范围内推广这种既经济（相对于肉、蛋、奶等蛋白来源）又营养全面的优质食品，希望更多人能通过吃藜麦获得门槛更低的健康生活，以此缓解全世界饥饿和营养不良的问题。"国际藜麦年"其实是一个非常接地气的行动，我也希望藜麦在我国以一种更加亲民的方式被引入日常的餐饮，而不仅仅是作为都市精制而昂贵的沙拉中的点缀。

藜麦的 GI 是 53，刚好在低 GI 的上限之下，在主食型食物里算是数一数二的低 GI 食物，此外藜麦的口感还算软糯（尤其是白色藜麦），与同样低 GI 口感非常不友好的燕麦片相比要优越不少。150 克煮熟的藜麦，它的 GL 只有 13，比同等重量白米饭和面条的 1/2 还少。所以藜麦在谷物中被"封神"并不仅仅是营销策略，实际上它的确是一种优质的主食，非常适合我们每天食用。

食物名称	GI ↑↓	每份质量（克）↑↓	每份所含可消化碳水化合物总量（克）↑↓	GL ↑↓
藜麦，煮熟后冷藏，微波加热 1.5 分钟	53	150	25	13

分析了这么多种谷物、豆类，还有藜麦的 GI 和 GL，相信大家对我们日常的主食有了更深的认识，也不会再为了面条和米饭哪个对血糖更好争论不休了，自然也会对为何营养师常常推荐大家吃杂豆和藜麦这种"跨界主食"有更加理性的认识。

灵活而自由的低糖饮食法则

事实上，这一章除了让大家更系统地了解我们常说的 GI 和 GL 背后的科学意义，更重要的是打开关于"主食"这个词的视野。在精制米面之外，还有广阔的主食世界等着我们去探索，填饱胃的同时满足身体的需求。要知道，谷物作为主食的概念主要源于经济能力的限制和习惯，而不是一个人必需的饮食规则。因此我们要在饮食上获得自由，就必须先用知识和理性去拓展眼界。

在了解了科学对血糖影响程度的两个定义后，我们要如何规划自己的低糖餐盘呢？在国内并没有非常成熟的测量机构能给我们提供一张可靠的表格以便随时参考的情况下，我们要如何规划一日三餐才能自由且健康？

思路就是给自己的餐盘分区，所谓的分区并不是让大家都去购买小孩子或者食堂使用的分割餐盘。当然，如果你本来就是这样用餐的，那会非常方便。这个分区的概念要求我们把每一餐饭的食物按照类别分开，对于混合了各种食材的菜肴（比如鱼香肉丝或炒三鲜），则尽量根据主要食材构成来划分，于是就形成了下面这样的餐盘（见图 6–2）。

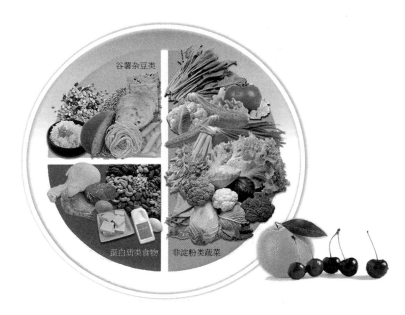

图 6-2　餐盘分区示例

　　这是最简单的情况，即将餐盘划分为 3 个主要部分——最大的那部分归蔬菜，注意这里的蔬菜不包括含糖多以及淀粉含量在 10%以上的淀粉型蔬菜。不要让清炒土豆丝、炒山药、凉拌藕片和蒸芋头这类淀粉含量颇高的蔬菜占据这宝贵的 1/2 份额，要知道这一部分基本上不应该对血糖产生不良的影响。相反，蔬菜中富含膳食纤维和植物化学物质，会让餐盘中其他含快消化碳水化合物的食物消化吸收得更慢，成为拖"血糖生成"后腿的重要角色。

　　另一半的餐盘还要继续划分，先说说以蛋白质为主的食物区域。这部分食物的选择也非常广泛，绝大多数动物肉类都可以纳入这部分，还有蛋类以及植物中的大豆（蛋白质含量高达 35%）。要注意，乳制品另外计算，不纳入餐盘规划。

最后大约占餐盘 1/4 的区域是要重点解析的主食部分。如果说那一半蔬菜的质量和多样性决定了饮食质量的上限，那么这 1/4 的主食选择就可以决定饮食质量的下限，也就是"木桶理论"中的短板。目前绝大多数关于饮食质量的研究都发现，饮食质量最差的那部分人（短板特别短）的饮食通病在于：吃了太多精细碳水化合物型主食，或者用富含淀粉和游离糖的加工型零食代替了这部分主食。下面这份餐单就是常见的饮食模式，属于短板非常短的典型案例。

早餐主食：夹心小蛋糕（配料：鸡蛋、小麦粉、白砂糖、精炼植物油、人造奶油、各种食品添加剂、淀粉、海藻糖、食用盐、食用香料）

午餐主食：白米饭配玉米半根

晚餐主食：面条一碗

加餐：沙琪玛一个（配料：葡萄糖浆、小麦粉、精炼植物油、鸡蛋、白砂糖、乳粉、芝麻、食品添加剂）

这样的餐食存在非常严重的主食质量低下且成分单一的问题，无论其他部分如何搭配，在碳水化合物的质量和数量上，一天的饮食都很难再有质的提升，因为短板实在太短。所以，主食的质量直接影响整体健康中与疾病相关的那部分，即我们身体会因此出多大的问题。

Chapter

7

第 章

戒糖第三步：
自己烹饪和选择低 GI 餐

回归烹饪，不仅是一种更加关注自我健康的过程，还会促进我们和家人之间亲密关系的发展。饮食的美好总是离不开对爱的表达，世界上最美味的食物也不过是儿时妈妈做的那些菜肴。要想更健康地吃饭，就回家吧，和爱的人一起享受食物的真实滋味，真的不用糖也会很甜。

"主食革命"：我们应该理性面对的事实

采购过食材的人在买菜的时候都会遇到一个难题：今天吃什么？这不仅是生活中常见的一个问题，更反映了我们在日常饮食上缺乏系统规划和营养搭配的理念。要想解决该买什么的问题，当然得先回答该吃什么。

于是有了平衡餐盘的概念。对于想戒糖的读者来说，规划餐盘最重要的就是两个方面：严格把控主食的质量（提高餐盘质量下限），努力提升蔬菜的质量和多样性（刷新饮食质量上限）。

第二方面并不是本书的重点，暂且不说。但提高主食的质量正是在正餐中戒糖的重中之重，所以我们需要掌握的核心思维是：主食是用来提供热量和填饱肚子的食物。这个说法看似平平无奇，为什么说它是核心思维呢？

过去经济和技术都不发达，主食被放在了一个很重要的位置上，甚至是最主要的位置上，这也是它叫作"主食"的原因。在生活窘迫的时候，饮食的主要乃至唯一的意义就在于让我们有能量活下去，最好再来点蛋白质和脂肪让我们活得更好一点。

人们在那种情况下吃下去的绝大多数是富含碳水化合物的谷物和

薯类，因为它们能以最高的效率让人达到生存目的。然而随着经济的发展，吃饭的目的已经渐渐远离了当初那个朴素的愿望——活下去，而是变得更强壮，病痛更少，更长寿以及吃出更高的颜值和更好的身材。所以我们也需要在目标转变后转变对食材的选择。老一辈的人往往有一个信念：不吃米饭或面食就不叫一顿完整饭。这个信念对于经历过苦日子的他们来说确实是朴素而实在的，毕竟摄入足够的能量和感到饱足才能叫实实在在的一顿饭。

但对我们来说，热量过高和过度刺激饱腹感反而是个重度问题，所以通过淀粉型主食吃饱，吃多热量并不适用。于是现在也有很多人想改变这个思路，他们的做法就是简单粗暴地直接去除所有的主食——米饭、面条、面包、薯类等。但是去掉主食后，显而易见的缺点就是饿。这种饿不仅是物理上肚子空空的感觉，还有大脑长期接受碳水化合物的刺激后，遗留下的对碳水化合物高度的渴望得不到满足，可以称之为心理上的饿。现代人长期的以快消化碳水化合物为主的饮食结构，让大脑对高血糖水平有了"记忆"。而这个水平一旦不被满足，尤其在粗暴地直接去掉主食和其他富含游离糖的食物（虽然会在短时间内让血糖水平下降）时，由于身体的惯性，我们从身体到心理均很难接受这样的急剧转变。这就是为什么当下很多年轻人在尝试"生酮饮食法"后身体会出现很多不适反应。更严重的是，很多人因此对甜食和富含快消化碳水化合物的食物产生了不可抑制的渴望，最后造成"饮食障碍"。这些都源于不合理的饮食理念。

凡事不可以走极端是个颠扑不破的真理，毕竟身体不是过山车，适可而止才符合它的运转机制。如今，大多数国人已经摆脱了上几代人经历的贫困和食不果腹的日子，反而饱受过度进食和快消化碳水化合物摄入过量之苦。我们不该机械地执行上几代人奉为圭臬的饮食标准，更不应不经思考就抛弃主食乃至一切含有碳水化合物的食物，后者是一种更加愚蠢的错误。正确的做法是基于如今的生活条件满足身体所需——恰到好处的能量，充足的营养素，这才叫作适应当下的膳食。

我们其实正在经历一场"主食革命"，餐盘上的食物发生了结构性变化。更深远的意义在于，生活节奏加快，需求重心上移，而食物也需要随之进化，以便适应大脑和身体对营养的新的需求。无论是过去的工业革命还是如今方兴未艾的人工智能浪潮，其实都在将我们从重体力和重复劳动中解放出来，我们的力量在大脑而不是肢体上。

这个巨大的转变便是我们的生活方式，很多人不再在田地里耕作，也很少会从事极其繁重的体力活，连很多需要长时间站立的工作都被机器人取代了。体力劳动时间骤减带来了我们对食物的热量不那么感兴趣的事实。而在我们身上切实发生的变化是，从过去被动地劳作变成如今"主动地挥汗"，这不就是如今火遍全世界的健身热潮吗？是的，正是因为过去重体力和高热量饮食的平衡被机器打破了，我们不再付出那么多体力，但是食品工业却依旧高速生产着能量密度如此高的美味食物（如奶酪蛋糕、比萨、软饮料、闪着脂肪光芒的小点心等）。为了身体的平衡，我们自此兵分四路。

- 一部分人不愿意转变，继续不假思索地吃他们能买到的美味食物，于是他们肥胖甚至超重，血糖不受控了，年纪大了之后在医疗和药物的帮助下苦苦挣扎；
- 一部分人开始警觉，于是采用节食的方式，放弃了主食，放弃了淀粉，放弃了糖，开始照着网上的菜谱做出寡淡的西蓝花、鸡胸肉，日复一日，偶尔也会放纵，然后内疚，常年在食欲不被满足和心理愧疚中度日；

- 一部分人觉察到"动得不够"是问题所在，于是开始了每天跑步5千米，举重、深蹲、硬拉、卷腹的运动循环，觉得每天不打卡健身就是失败的生活，长期在健身带来的美体效果与对饮食的克制中时喜时悲；

- 一部分人无动于衷，听从身体的声音，在运动量骤减的现代生活里依然保持自然的饮食和日常运动，不强求运动形式，也不为享受美食而愧疚。

这四种心态（见图 7–1）正是当今社会的真实写照，并不是说前三种人就比第四种人更加失败，而是前三种人可能过度执着于某个并非问题根源的点而用力过猛，反而导致自己对当下失去了觉察，从而情绪化地面对饮食、运动和自律问题。

那么究竟要如何理性对待这场"主食革命"呢？第四种心态又是如何炼成的呢？

说白了，"主食革命"就是一场饮食观念的进化。它是对变化的环境、工业和生活节奏的一种适应力，这种适应力自然被一部分人很轻松地拥有——第四种人。他们能够敏感地意识到周遭环境的变化和自己身体的反应，又或者遵从古朴而充满智慧的养生理念，他们懂得"饮食有节，起居有常，不妄作劳"这个道理。即使在能量过剩而营养不平衡的大环境中，他们依然能对诱人的食物保持克制：不因贪恋白米饭软糯的味道而忘记分量；学会享受自然草本茶饮和蔬果本身的味道，而不沉溺于人工的甜饮料；理性看待琳琅满目的烘焙产品，既追求味蕾的极致享

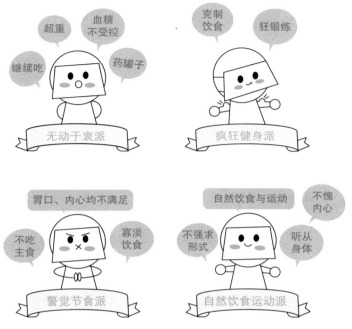

图 7-1 "主食革命"的四种心态

受，又恰到好处地让身体吸收和利用这些加工食品中密集的热量。这种能力并不是独属于某些人的，而是完全可以通过以下练习获得的。

主食革命第一步：逐步戒除对甜味口感的依赖

戒糖的一个原因是，甜味在化学上是一种单纯的糖分子对味蕾受体的刺激作用，相当于糖与味蕾接触后引发了身体的一连串反应，但是这种生理反应并不是线性的变化。也就是说，吃了越多、越密集的糖，我们的味蕾越反而会因为甜味的过度冲击变得不敏感了。试想一下，西瓜在绝大多数时候都会让人觉得很甜、很美味，而在吃过榴梿等更甜的食物后吃西瓜，我们往往就感受不到西瓜的甜了。主食过甜这个问题在早餐中尤其明显，西方国家流行把加了大量枫糖浆的松饼（很多松饼本身就有糖）当作早餐，而我国流行的早餐食物有甜八宝粥、加糖豆浆等。所以"主食革命"的第一步就是把富含添加糖的食物当作偶尔吃的零食对待，而不是每天早上都要来一些的主食。

如果长期摄入很甜的食物和饮料，我们对甜的"阈值"会越来越高，逐渐不满足于那些只有天然甜味的食物，而去寻找甜度更高的食物和饮料。生活中常见的就是那些"无法喝白开水"的人，他们必须喝带甜味的饮料，因为这种甜味的刺激才是习惯的口感，而寡淡的白开水实在难以下咽。绝大多数软饮料都被同一批人买走了，可以说是甜品界的"二八定律"——大约20%的嗜甜者买走了80%的甜饮料。

要想戒糖，身体就需要为戒糖做好准备，慢慢驯化自己对甜食在口感和精神上的依赖。最好的做法是循序渐进，先从日常消耗量最大的含糖食物开始，可以是每天早上必须吃的那块甜奶油蛋糕，也可以是中午就着饭喝下去的那瓶甜汽水，抑或是下午茶时间不吃就不舒服的巧克力派。你可以按照以下三个阶段实施：

- 替代：用天然带甜味的食物作为替代品（罗汉果茶或果汁代替软饮料，酸奶配水果代替巧克力，无糖烘焙配上少量的蜂蜜代替甜食成品）；
- 降低浓度：完成上一阶段后，需要慢慢降低甜味的浓度（稀释的果汁、酸奶换成低糖或者无糖版配上水果，减少蜂蜜的使用量）；
- 重获自然而丰富的口感：如果你已经顺利度过前两个阶段，恭喜你，你很可能已经摆脱了"糖上瘾"带来的不自由。而你现在要做的就是进一步进入"自在的戒糖生活"，即允许自己偶尔放纵，让生活整体处于一种可控的状态（我会在后面的章节讲到如何达到这种自在的戒糖状态，收获心理上的自由）。

过度吃糖：你在迫使你的大脑失调

我们要戒糖的另一个重要原因就是，甜味与大脑中的奖赏机制是联系在一起的。我们不说"戒酸""戒辣"，因为口味喜好其实还不足以让我们深陷某些食物中无法自拔，但是这种与大脑奖赏机制联系在一起的瘾就需要花一定的工夫才能控制住。

糖之所以会在我们的身体里启动上瘾的反应，是因为血液里过多的糖会对我们的大脑神经产生异常的影响。这就相当于水龙头里流的都是充满杂质的水，它灌溉的复杂地域的生态自然也会变得紊乱。在高糖的压力之下，大脑启动了这个不正常的上瘾机制。也就是说，"爱吃糖"实际上是现代人的一种病，而不是被合理化的本能。我们的祖先认为吃甜的食物更加愉悦，那是当时物资匮乏的环境所致。但是现在环境已经改变，甜饼干还一块接一块地不离手，非喝甜饮料不喝水，则的的确确是一种病。而这种病并非我们的本能所致，而是吃太多糖改变了大脑的正常功能。

这就是很多重度甜食爱好者所说的，自己知道吃甜食对身体不好，但就是有极强的欲望促使自己去吃。这像极了很多酗酒的人对酒的感情和"大烟枪"吸烟的心态——知道不好，但是离不开。

第三个让我们对糖爱不释口的原因，则可能来自我们的内心。不是你的身体想要那些多余的能量（低血糖的时候除外），也不是因为你对糖上瘾的状态真的已经这么严重，其实你很可能只是累了，或者感觉身体沉重又精神疲惫。

在这种情况下，糖实际上成了你的心灵疗愈品。

这个原理的核心在于吃甜食与身体激素有直接的关系。过去的很多实验都发现，吃甜食是很多压力大的工作者最爱的休闲选择。与很多人的惯性思维不一样，我会觉得精制马卡龙、撒上华丽糖霜的蛋糕是那些生活精致而清闲的人的标志性食物。然而事实上，甜品店的高糖美食，超市里包裹着厚厚巧克力的能量棒，被天天加班无暇做饭的忙碌人士，和对健康知识完全不了解或不在乎的人吃掉了很多。后者很好理解，他们可能因为对健康的无知只能被加工食品诱人的口感牵着鼻子走；而对于前者来说，他们很多时候在"感受甜"与"放松"之间建立了一个心理和体感上的联系，每当压力大、紧张、焦虑、不知所措的时候，一个包裹着糖霜和充满淀粉的甜甜圈往往是他们慰藉心灵的好食物。

当然，这样的食物进入身体后，确实会很快被消化，然后变成葡萄糖让血糖水平噌噌往上升，继而让我们感觉清醒、警觉以及饱足。但是副作用就是，血糖在短时间内窜得太高，跌下来也会很惨，所以通过吃大量甜食缓解焦虑的效果，往往很快会被急剧掉下去的血糖摧枯拉朽般地冲洗掉，让人陷入吃了一肚子甜腻食物却还觉得身体和心灵双重饥渴的窘境。像这样把饮食和情绪不合理地联系在一起是不科学的，除了甜食，重口味的食物（比如麻辣火锅、烧烤、啤酒、小龙虾等）之所以特别吸引那些忙碌的人，也是因为这种减压的效果。

所以很多时候，大家在戒糖时也需要观察吃糖背后的一些动因。如果是这类在糖与减压之间建立不合理联系的人，他们该做的是先学习处理压力的方法，比如通过心理咨询找到焦虑的根源，然后利用冥想和其他身心灵疗愈方式解决心理问题。通过树立正确的饮食观，他们就能对这类比较顽固的饮食和情绪问题有更加合理的解决办法了。

"主食革命"第二步：减少对淀粉口感的过度依赖

如果对糖的上瘾还算是比较容易解决的问题，那么降低对淀粉这种可软、可脆还可韧，拥有"恶魔般口感"的物质的依赖可以称得上高阶的"主食革命"了。全世界的人对以淀粉构成为主的食物，都有着不可磨灭的热爱，哪怕是与甜丝毫不沾边的食物。从中国人爱吃的白米饭、馒头、花卷、包子、面条、凉皮、粉丝、油条、米糊、大饼、粥，到西方人割舍不下的意大利面、松饼、面包、曲奇、土耳其大饼、司康、土豆泥、玉米片等，口感各异。这些食物本身没有强烈的味道，所以可以被制作成各种各样的食物（煎、炸、烤、蒸俱全），而且口感上变化多样，非常适合一口接一口地吃，最具吸引力的是还很便宜。与昂贵的肉类和难以长时间保存、需要时常购买的蔬菜（新鲜蔬菜在西方发达国家有时候甚至比肉还贵）相比，这类以淀粉为主的食物简直就是"便宜、大碗还美味"的存在，难怪会风靡全世界，并且主导绝大多数人的餐盘。还有部分人甚至对此养成了习惯，认为没有以淀粉为主的食物，就不叫一顿饭，这也是导致饮食不均衡的一个很重要的因素。

撤除经济这个没办法人为快速改变的因素，对于可以自主选择食物的人来说，要破除这种思维，需要科学认知的支持。

首先，碳水化合物不是只能来源于淀粉。很多人之所以认为淀粉型食物最适合作为主食，是因为他们认为饮食中碳水化合物需要占最大的比例。后半句话其实没有问题，因为目前的营养学研究确实发现碳水化合物供能占总能量的 50%~60% 是比较合适的一个范围。认为吃饭的时候 50% 左右的能量来源于碳水化合物是没错的。

但是来源于碳水化合物不等于来源于淀粉，更不等于来源于可以快速消化的精制主食。大量的蔬果（比如莲藕、板栗）中也都有一定量甚至较多的碳水化合物，而且膳食纤维也不是所谓的"穿肠过"，它作为碳水化合物的一分子，依然可以给身体提供极少的热量，所以不能认为蔬菜中的大量膳食纤维毫无贡献。

其次，被我们长期遗忘的全谷物和豆类也是以复合型碳水化合物（淀粉+膳食纤维）为主体的优秀主食。因为口感并不讨人喜欢而且烹饪手法复杂，这类主食不被重视。很多流行病学实验发现，全谷物的摄入增多与整体饮食热量下降是有关联的，主要是因为全谷物的饱腹感比缺乏膳食纤维的主食要强不少，而且同等分量下，全谷物热量更低。如今很多人面临能量过剩和营养素缺乏的双重饮食问题，适当地把一部分精制主食换成全谷物便是明智的做法。

豆类不仅可以作为优秀的主食，在很多营养学流行病实验中，豆类（除了以蛋白质为主的黄豆）甚至被归为蔬菜的一部分，而增加这部分豆类相当于增加每天吃蔬菜的量。尽管我们传统印象中的蔬菜和杂豆类营养差异比较大，但是由于它们都富含膳食纤维和营养素，所以才被统一归类为"需要吃最多"的类别。因此我们在每天安排饮食的时候，如果计划一天吃 6 份蔬菜，那么其中 4 份可以分给各种颜色的"传统非淀粉类蔬菜"，2 份分给各类杂豆。这样主食的谷薯类就可以相应减少 2 份，它们可以完美地被杂豆类代替，而且是优化的替代品。

合理的买菜顺序
将助你戒糖

要应对饮食的更新换代，我们买菜时势必多费一些心思，尤其是在顺序和比例上。大家一定会有疑惑：为什么买菜与戒糖有关系？那是因为我们在饮食健康上遭遇的很大一部分瓶颈就出在购买食材这个重要的环节上。很多时候，我们之所以饮食不均衡，要么是因为意识的局限，仅仅根据习惯、口味和价格购买食材，而鲜考虑饮食与健康的关联，要么是因为市场提供的食材有限，却很少主动寻求更科学的解决方案。

对于第一种情形，必要的营养和健康知识就是我们所需要的武器。在购买食材的时候，我们一定要选购符合身体真正需求的食物，优先规划营养密度最高的那部分。第一梯队是深色的蔬菜和水果，这些是身体营养素的集中来源，浅色的蔬果不是不能选，但不是优先选的对象。接着是第二梯队，我们该着力于优质蛋白质（如豆制品，海鲜或鱼类，蛋类），然后才是红肉类。第三梯队，我们该考虑必需的脂肪酸的来源。n–6 这种来自多数植物油中的亚油酸，我们的身体几乎不会缺乏，无须额外考虑，反而应当看看自己在烹饪中是不是使用了太多含有亚油酸的植物油。亚麻酸n–3 脂肪酸的来源太少，为此我们应该优先加入深海鱼、深海罐头鱼（无添加最好）、亚麻籽和坚果类。第四梯队才是照顾味蕾和愉悦感的食材，想想最近想吃些什么零食，又或者想来一杯什么饮料放松下。

这种有顺序的规划，其实类似于我们在学习和工作中把所有的任务按照重要性和紧急度划分成四个象限（见图7–2）。第一梯队的蔬菜既满足了身体大部分的营养素需求，又仅仅占用非常少的能量配额，一旦缺乏，我们还会出现口腔溃疡、感冒等小毛病，所以它们是重要且紧急的类别。第二梯队的优质蛋白质食物，属于非常重要但是我们日常不是特别容易缺乏的，所以放在重要不紧急的第二位。接着是必需的脂肪酸，可以理解为次重要、次紧急的任务。最后一类就非常好理解了，吃精加工和令人愉悦的调味食品实际上并不是身体健康必需的部分，它们更像是工作结束之后的一场电影、一盘游戏、一场牌局，让我们放松和转换注意力，以便更高效地继续生活。

而很多人的饮食问题在于，他们把本用来放松的东西变成了生活的主旋律，并为此疲惫不堪。这与我们过度依赖让人愉悦的甜品和过度进食精细的淀粉制品极其相似，所以才会有了前文前三种人与体重和疾病的斗争，对吃饭抱有仇视或者冷漠压抑的态度，又或者对运动盲目迷信而不能自拔，以致把自己练出一身运动损伤却还相信体重只能靠运动来控制。这些都是由缺乏"饮食的娱乐性"这一观念导致的，一部分原因正是前面所描述的，在过去重体力活居多且食物不丰盛的年代，饮食的最大作用是饱腹和生存，人们几乎很少有精力和机会将食物视作一种娱乐。但是工业化的潮水涌进食品制造业以后，我们显然对这种"食品娱乐化"无所适从，要么耽溺于味觉的享乐，要么极度抗拒，继而压抑欲望，要么逼迫自己天天在跑步机上"苦战"以甩掉多吃下去的那块蛋

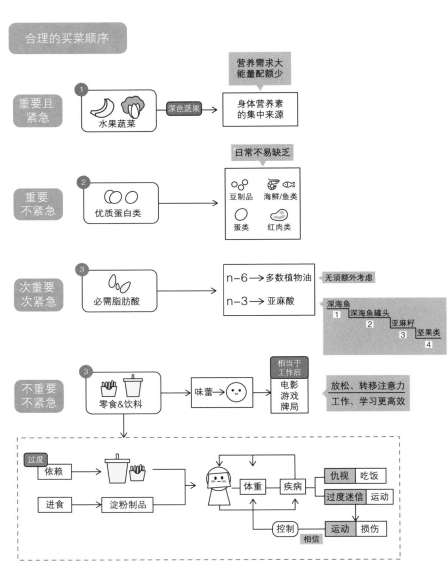

图7-2 采购新鲜食材的推荐顺序

糕的热量。

要建立与食物的关联，一定要从头认识它们，多去菜市场看看它们新鲜的样子和丰富的种类。只有更加深刻地体会到平时被"黄焖鸡""鱼香肉丝"等外卖食物刷屏的疲惫感，才知道原来生机勃勃的饮食其实只需要逛一圈菜市场就能发现。

GI、GL之外，还有量化碳水列表

　　说完了买菜的顺序，那么在进行搭配组合的时候我们该注意什么呢？前面所介绍的GI和GL，是我们在戒糖的过程中重点考虑的点，其中GL是更重要而且更实用的。

　　在戒糖过程中，我们无须刻意降低碳水化合物的量，而是应通过更加平衡的饮食，让血糖的波动幅度更小，也更加平缓。这样的饮食恰恰需要我们尽可能避免游离糖和快消化淀粉，在饮食搭配上不本末倒置（为了戒糖而忽略均衡饮食本身）才是最重要的目的。

　　在日常饮食里，GI并不是一个特别好用的参考指标。这点也被很多营养研究者证明过，因为GI的参考来源很有限，又限于某种食物单独吃才具有参考意义。我们不太可能单独吃一碗面而不加任何油脂和配菜，所以知道面条的GI顶多起到提示我们该控制量和多吃其他菜的作用，并不能让我们直观地安排全天饮食。

　　那么什么数值才是需要我们更加留心参考的呢？那就是GL。我不建议大家真的计算这个值，因为涉及GI和食物中可消化的碳水化合物，其复杂程度堪比吃一口饭算一口热量，会给大家的生活徒添很多痛苦。我们可以近似地用游离糖和淀粉两个值量化碳水，量化碳水列表的好处就是不割裂平衡饮食与戒糖本身的关系。本质上，戒糖和正常的饮食思路是一样的，因为它们的目的都是让人们更健康、更自在地生活。所以戒糖不应该是一种"突击考试"的临时对策，又或者"一时兴起"的健康风尚。否则，戒糖不仅不能持久带来健康获益，反而可能因为过度改变生活习惯而产生反作用，让人们更加抵触这种饮食方式。要想长期实践真正的抗糖和抗衰老的饮食，一定要有"每一口都算数"的思想，这也是通向健康生活方式的唯一道路。

比如说一个成年男性每天需要的热量是 2 000 千卡，按照饮食中有 55% 来自碳水化合物计算，每天需要吃 275 克碳水化合物（把膳食纤维算成一半的可消化碳水化合物），我会推荐这样的饮食计划（见表7-1）。

表 7-1　基于 2 000 千卡热量的健康饮食计划

食物种类	碳水化合物重量（克）	食物实例
游离糖	0 克	无
天然糖——乳制品	15 克	牛奶 300 毫升
天然糖——水果	25 克	苹果一个、奇异果两个
快消化淀粉——精制谷物	50 克	白米饭一碗、苏打饼干两块
快消化淀粉——根茎蔬菜	40 克	土豆、芋头、山药
慢消化淀粉——全谷物、杂豆类	100 克	燕麦、无糖八宝粥、鹰嘴豆泥、红腰豆、绿豆、赤小豆
慢消化淀粉——蔬菜	30 克	所有非淀粉类蔬菜
其他类碳水化合物	15 克	膳食纤维按 30 克折算而成
总计	275 克	

在这个表格里，我们可以看出游离糖确实能保持在"戒断"的水平，但是依然有很多口感丰富又有趣的食物可以选择，比如300毫升纯牛奶或者加了水果的无糖酸奶（加糖的酸奶含有游离糖）。在主食方面则需要把精制谷物（含有大量快消化碳水化合物）减少到一碗白米饭，然后加餐时还能来两块苏打饼干（不添加游离糖）。是不是听上去还不错？

剩下的就是我想强调的部分，即主要碳水化合物的合理来源，包括营养较为丰富，却相对便宜、容易购买的食物——全谷物、豆类、根茎蔬菜，都可以代替你平时多吃的那一碗米饭、一碗面条、两片面包。我建议让GI普遍比较低的全谷物（不是加工的全谷物）和豆类占据近50%的碳水化合物的量，剩下的由精制谷物和根茎类蔬菜平分秋色，让我们的饮食更加富有乐趣。

剩下的碳水化合物则是我们"被动摄取"的，都来自主食以外的部分。如果你是位身材娇小、运动量比较小的女性，你则需要根据上面这个表格减少所有主食的分量，但是需要保证摄入等量的蔬菜和水果（对的，对绝大多数成年人来说是一样的要求）。这个时候，我建议你按比例减少，而不是直接放弃吃某一类食物，从而保持整体饮食的平衡。如果你的肠胃耐受得了，也可以完全放弃快消化碳水化合物，尝试把所有主食换成豆类、薯类和少量全谷物，因为精制谷物的主要作用是提供愉悦口感和热量。如果你已经觉得很愉快，其实就真的不需要额外刺激了，这点平衡希望大家都能慢慢找到。

读到这里，我希望你能真正理解"我们需要的是碳水化合物而不是白米饭和白面包"这句话的意思。

注意这些会提高GI的烹饪法

说完了买菜和配餐的逻辑，接下来就是烹饪了。烹饪也是在日常生活中显著影响身体健康，却不太被人重视的环节。

可消化的碳水化合物，尤其是淀粉这类特殊结构的碳水化合物，与食物的温度、口感、发酵与否都有直接的关系，那么这里我们就来看看各种烹饪方式会对食物的消化速度和GI有什么样的影响（见表7–2）。

表7–2　食材的烹饪方式对GI的影响

食材	烹饪方式	对GI的影响	食物举例
水果	直接吃	不影响	香蕉
	榨汁	大幅度提高	火龙果汁
	煮熟吃	小幅度提高	炖秋梨
谷物	煮成粥	大幅度提高	白粥、小米粥
	适度蒸、煮	不影响	蒸糙米饭
	磨成粉冲水喝	大幅度提高	五谷速溶粉、速溶麦片

食材	烹饪方式	对GI的影响	食物举例
谷物	磨成粉加工成零食	提高（幅度取决于配方）	大米饼
	加工成麦片	提高（幅度取决于配方）	早餐玉米片
	非发酵烘焙	降低（取决于配方）	烤麦片、烤藜麦（添加油会降低GI）
	发酵型烘焙	通常提高	面包
	非发酵型膨化	提高	膨化型小麦粉零食
	用油炒熟	降低	蛋炒饭、三丝炒面
薯类	油炸	降低	薯条、薯片
	适度蒸、煮、烤	不影响	烤红薯
	制成薯泥	提高	土豆泥
谷薯类	制成干粉丝、面条	降低	干绿豆粉丝、干红薯粉、干意大利面
	新鲜粉丝	提高	鲜米粉、现做拉面

外卖、聚餐怎么办？一招教你肉眼辨别GI和GL

能控制的都是相对容易的。确实，如果我们能有时间和精力自己掌控饮食，很多饮食相关的问题解决起来可能会容易得多。但是科技的便利导致被科技"深度干预"的食品充满我们的生活，而外出就餐和外卖就是交通和物流便利的产物。中国大概是全球数得着的如此流行外卖的国家，这让在家烹饪的普及率变得前所未有地低。

面对这样的生活环境，一味苦口婆心地讲解在家做饭的好处显然是没有多少意义的。所以关于在外就餐和外卖的科普显得尤为重要，或许也是更符合现代生活的一种哲学。

从就餐者的角度来看，外卖、外食存在的重大问题是食材营养不均衡和过度使用调味料（糖、盐、油、味精）。食材营养不均衡主要体现在，为了口味和体验感，外卖和外食通常选择大量米饭或其他主食搭配少量菜肴，以及口味浓厚的酱汁和汤，于是造成了以下问题。

主食出奇的多：以餐馆的一碗红烧牛肉面为例，几乎85%的干货重量是面条，10%是牛肉，而那5%才是我们应该吃得最多的蔬菜。这就直接让我们餐盘里的快消化碳水化合物量飙升，虽然这样混着油脂和蛋白质的一顿饭GI其实不会太高，但是其中实实在在的碳水化合物非常多。这也解答了很多国人的疑问——"我明明几乎不吃甜食，怎么就能得糖尿病"，原因就在于我们对食物的构成并没有很明确的意识。比如早上吃了一个"皮蛋瘦肉粥＋油条＋鸡蛋"套餐，中午吃了一份鱼香肉丝盖饭，晚饭又吃了一碗牛肉拉面，听上去是非常像正餐的三餐。只要在这个基础上，没有喝可乐，也没有吃夹心饼干，人们就觉得自己的饮食结构非常合理。很多有这样饮食习惯的人在与营养师交流的时候，甚至把这样的饮食结构形容成"无可指摘"。意思是：我都这么克制自己了，不吃零食，正餐也都是正常的饭菜，又不是什么薯条、汉堡，你还要我怎样？我这样都会得糖尿病，不是运气不好还能是什么原因？

这是很多人常有的一种困惑。根源就是对中式快餐搭配的无知，只知道薯条、汉堡、可乐的饮食搭配不合理，但没有意识到"土豆牛腩饭""青椒肉丝饭""番茄炒蛋饭""酸菜鱼米线"等一人食的搭配其实也是不合理的。后者仅仅在烹饪方式上可能有点进步，但是整体的搭配依然是"大量的加工主食＋少量的肉类＋极少量的蔬菜"。如果我们吃着这类中式快餐，还嘲笑隔壁西式快餐不健康，最后感慨自己这样也能得慢性病纯属命运不公，那就陷入了另一种健康陷阱。

是时候从头审视自己的快餐饮食结构了，然后根据是否真正符合身体需求（而不是用感性的方式）来判断饮食搭配是否合理。饮食搭配很可能与菜式、价格、摆盘的方式都没有关系，而仅仅与食材本身的质和量有关。

如果不得不选择外面的中式快餐，最好的对策就是不要选择这类已经搭配好的主食型食物，而是尽量选择可以自主选搭配菜的就餐形式（比如自助模式），这样至少可以以较经济的方式吃尽可能多的蔬菜。如果实在没有办法选择了这样一份搭配极不均衡的主食型食物（上述所有盖浇饭和粉、面形式），那就再要一份蔬菜，然后减少吃主食的量。我们千万不要抱有"餐厅给你的就是合理的"这种错误的想法，觉得吃完一顿这样的饭是正常的，因为餐厅的需求是盈利和满足顾客的口腹之欲，很少有餐厅能替顾客考虑饮食搭配是否均衡。

而额外吃一份蔬菜的唯一缺点就是贵了点，而且可能会稍微浪费些主食（我们当然也可以让店家少盛些饭）。如果所有人都倾向于选择更加健康的餐饮模式，未来的餐饮商家会渐渐改变菜式，提供更多的蔬菜和更优质的主食选择，这个趋势其实已经在很多大城市逐渐形成。自选式餐厅遍布大城市的各个角落，而很多快餐店已经开始供应价格喜人的"焯青菜"这样的小菜，让我们在外独自就餐时也能以合理的价格吃到足够的蔬菜。外卖也越来越注意使用分隔餐盒，以追求更加丰富的菜肴形式和更健康的正餐模式。这个趋势不仅需要营养师给予业界更多的指导，来自消费者的反馈也是直接的餐饮改革动力。

除了搭配上的弊端之外，中式快餐还存在调料使用过度的问题

（用糖问题）。在餐厅就餐是种享受，很大程度上就是这个原因。其实正餐或者即食产品烹饪中添加的糖和淀粉也是需要我们辨别的，调料中类似的"隐藏糖"问题还存在于我们经常吃的酸甜口菜肴中，厨师在这类菜的烹饪过程中会添加很多油、酱、醋，当然还有糖。这一套"美味组合"大大降低了我们对甜的敏感度和警惕度，吃一份鱼香肉丝饭时很可能吃下去 15 克之多的白糖，但是事后回忆起来却觉得自己"并没有吃白糖"。这个问题在西式快餐中也存在，比如汉堡厚重的酱料里有很多隐藏糖，汉堡的面包本身在烘焙过程中也会添加糖以获得更好的质地和口感。这都是我们的知识盲区。

而这个调料问题也是我们在正餐期间不知不觉吃糖的重要源头。调料里之所以需要糖，是因为糖在酱汁中起到了对咸味和鲜味提味的巧妙作用，而且炒糖色也是烹饪中一个重要的上色和提升焦糖风味的技巧。所以，点外卖或外食时注意调味品中的糖就成了我们要做的另一个功课。

如何判断外卖或外食中的隐藏糖呢？我们需要对菜肴进行分类，并且留意菜肴中的高糖部分，如芡汁。

- 凉拌菜：凉拌番茄，油焖笋，熏鱼，日本海藻或裙带菜，日式腌渍小菜等；
- 素菜类：拔丝山药，糖醋茄子，蓝莓山药等；
- 荤菜类：咕噜肉，鱼香肉丝，糖醋里脊，宫保鸡丁，红烧肉，油焖虾，烧汁小排，黄焖鸡等；
- 液体类：玉米羹或鱼羹，中式甜汤系列（银耳羹、八宝粥、绿豆粥），西式浓汤系列（南瓜汤、豌豆汤、奶油浓汤），姜茶，水果茶等；

- 勾芡类菜肴：松鼠鳜鱼，芡汁肉，茄汁蘑菇等；
- 西式餐饮：汉堡和沙拉的酱料，香甜餐包，椰丝面包，蓝莓马芬，蛋挞，比萨，菠萝派，红豆派，奶油蘑菇汤，巧克力慕斯等。

为了更好的口味，上述菜肴有很大可能在烹饪过程中额外添加了糖。在热菜中，红烧类和糖醋类需要添加糖才能产生足够的风味，糖成就了更丰富的酱汁和更黏稠的口感，所以这类食物不宜成为每次正餐的"常客"。

很多凉菜也会在酱料里添加少量糖，这个问题在中餐里不是特别明显。中式凉菜口味普遍偏清淡，酱料也是蜻蜓点水般的存在，所以我们不必为此减少凉菜，尽量选择口味更清淡的凉菜即可。但是对于西餐中的大拌菜等沙拉类餐品则需要额外注意，那些酱料几乎占 1/3 的厚重型沙拉还是小心为妙，这不仅仅是糖的问题，更有油脂丰富导致的热量超标问题。事实上，国外很多沙拉开始倾向于用更清淡的油醋汁或柠檬汁打底的轻酸口味的沙拉汁调味，而尽量避免用千岛酱和蛋黄酱这类油和糖比较厚重又浓稠的酱料，以免喧宾夺主，把一盘生机勃勃的蔬菜变成了油腻腻的糖油裹菜。

我在汤品中还特地指出了勾芡的汤羹，是因为勾芡的汤羹更大概率上需要同时使用淀粉和添加糖获得更好的口感，比如玉米羹、三丝羹。除了添加糖的问题外，聪明的读者一定也意识到了淀粉勾芡这个问题，的确，这也是往菜肴里人为添加快消化碳水化合物的一个步骤。所以我们也要尽量避免勾芡的菜肴，哪怕它很可能不加糖，毕竟这些水淀粉会非常快地在你的肠道内变成葡萄糖然后被迅速吸收，与我们直接吃添加糖区别不太大，尤其要避免"用芡汁拌饭"这种非常不利于血糖水平的做法。

很多西餐也是含糖大户，除了苹果派、菠萝派和巧克力马芬这种吃一口就能感觉到糖的甜品之外，沙拉和汉堡里的酱料也实属糖和脂肪的混合包，无论出于戒糖还是减肥的目的，都少吃为妙。另一类隐藏的糖则是我们需要额外学习才能知道的，比如汉堡那两片面包中的糖。很多人觉得汉堡是非常标准的西式正餐，拆开了不就是两片面包、一点点菜叶还有一块肉饼吗？跟糖有什么关系？事实上，一个 230 克左右的双层牛肉汉堡，包含的游离糖竟然达到了 7 克（数据来源于某国际连锁快餐店澳大利亚官方网站营养数据）。这是什么概念呢？这种看似跟甜味一点不沾边的主食，其实含有将近一金属勺的游离糖（不是碳水化合物），更不用说面包里那些精制小麦粉中的淀粉。这些游离糖来自哪里呢？一部分来自面包烘焙过程中需要添加的"喂养"酵母的糖，它让面包更加松软有型，另一部分来自酱料里的添加糖。这些糖之所以这么隐秘，让你丝毫不觉得在吃糖，正是因为这些糖都是以发挥功能（发酵）和调节酸度的作用存在于汉堡中，而不以让你感到甜为目的。由此可知，很多时候我们莫名其妙吃下去的游离糖竟然以这样的形式混在正餐中。糖的功能实在太多，只要使用它不是为了让你感觉到甜，你就不容易察觉到它的存在。西餐中另一个含糖和淀粉的大户就是汤品。西餐的汤和中式的汤羹存在一个非常明显的区别，即不同于中餐中的佐餐，西餐的汤很多时候是作为"主食"的一部分存在的，特别是著名的浓汤系列——南瓜汤、奶油玉米汤、豌豆汤。

点外卖或外食的另一个"吃糖契机"就是随餐的饮料。餐饮业实际上有个共识，即酒水销售实际上是非常重要的收入来源之一。随餐的饮料在全世界都是巨大的商业动力，这也是为什么饮料的广告大多放在就餐的场景中。那么对于消费者来说，这就意味着吃饭的时候大多会不自觉地"喝点什么"。而这个"喝点什么"就是额外的糖的重要来源。我在后面会具体列出市面上常见的含糖饮品的大致含糖量，方便大家控制"喝糖大户"作祟。

进一步减少血糖波动：吃的顺序很重要

在搭配好食物，也去掉绝大部分非必要的快消化碳水化合物之后，我们已经成功80%。剩下20%就藏在进食的顺序里。

进食顺序是一个并不太为人知的话题，但它与身体对食物的反应、血糖的反应以及饱腹感都有莫大的关系。在咀嚼和消化的过程中，肠胃会随着食物成分的不同而采取不同的策略，比如吃一个馒头和吃一个鸡腿，肠胃的反应差别巨大。而且吸收率也会因为进食顺序和食物混合而发生改变。那么什么顺序才能让我们无论是在平衡饮食，还是偶尔"放纵"的时候都尽量不让这些碳水化合物对我们的血糖水平造成太大的影响呢？

先吃不含快消化碳水化合物的蔬菜。这类食物多数是深色的蔬菜，比如番茄、绿色蔬菜，比如各种颜色的甜椒，口感比较脆（淀粉少），且甜味不明显。为什么要先吃这类蔬菜呢？打个比方，我们的消化系统是一条长长的消灭食物的战线，那么一旦有食物开始进入胃，这条战线就需要投入不同的兵力（消化液）来摄取食物中的营养素（见图7–3）。由于这条战线非常智能，能根据食物种类不同而产生和投入不同的兵种（消化液和激素）来应对不同的敌人，那么先吃什么和后吃什么自然就

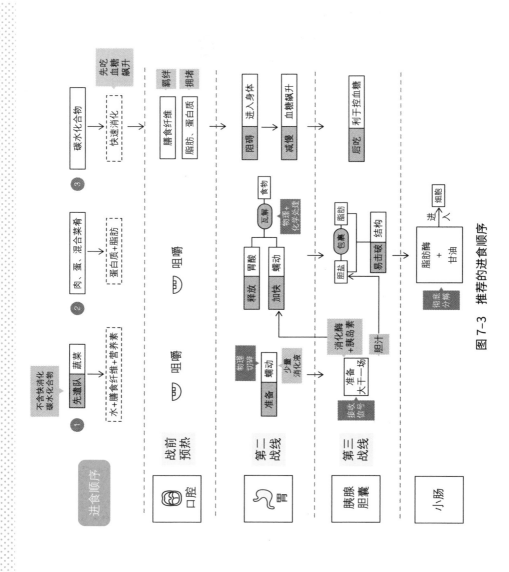

图 7-3 推荐的进食顺序

会有不同的结果。

这类蔬菜绝大部分是水组成的，其次是膳食纤维（慢消化碳水化合物），还有其他体积虽小但非常珍贵的营养素，所以相当于战争的号角。它的到来并不会引发大部队的发动（消化液大量分泌和释放），只是让大部队和指挥官们蓄势待发。这个号角的吹响多亏了蔬菜对口腔的先头咀嚼能力发起挑战，从而反馈给总指挥官（大脑），我们咔嚓、咔嚓嚼着蔬菜的时候，总指挥官（大脑）同时对后方战线（肠胃）发出指令："准备好了啊！"这时候第二战线（胃）就会开始使用"物理+化学武器"双重防备来迎接敌人，它特别擅长搅碎和用酸化解对方。为什么胃功能比较弱的人往往需要先吃点好消化的东西来"垫垫胃"，也不能吃太快？正是因为在它还没准备好蠕动和用酸的时候，就太快地甩一堆食物给它"意外惊喜"，胃会以投降并带给我们痛苦收场。

当蔬菜优先进入消化道第二战线后，因为几乎不含有可消化的碳水化合物，以及很少量的蛋白质和脂肪，会被认为只需要简单的物理切碎（牙齿和胃）以及少量的兵力（消化液）即可解决。所以这时候后方战线上的指挥官（胆囊，负责储存肝脏分泌的胆汁用于消化脂肪）就会接到"少量释放"的命令，于是只有很少量的胆汁被缓缓释放出来进行消化——战场上一片和谐，大家有条不紊地进行战前预热。这种预热不仅让消化道开始进入作战状态，而且由于蔬菜本身很少需要实质性消化，所以它只会通知各个指挥官（比如负责分泌消化酶和胰岛素的胰腺，储存胆汁的胆囊）做好大干一场的准备工作，不至于一会儿的大餐让它们手忙脚乱。

如果我们经常用出其不意的食物把消化道打得措手不及，比如不吹号角就直接来一拨强力兵（囫囵吞下一堆肉），那么它们就会通过分泌紊乱（糖尿病）和指挥不力（胆囊疾病，如结石、息肉、炎症）等乱子告诉我们的大脑："你吃错了！"

再吃蛋白质和脂肪丰富的食物。蔬菜已经让战争的号角吹响，胃感受到"有大部队要来了"，于是通过收缩胆囊和分泌消化液来通知下面的肠道队伍："兄弟们准备好了！"一个叫胰腺的总部大佬也接到上面传来的命令，开始准备分泌各种消化酶和胰岛素来应对接下来的一场硬仗。而此时赶到的蛋白质大部队刚好就迎上了已经开始轻度蠕动的胃，还有蓄势待发的消化大佬（胰腺）时刻准备着释放兵力。身体已经为此做好准备，所以胃遇到鸡肉、鱼肉、牛肉等难搞的敌人时一点也不害怕，继续加快蠕动的速度和提高释放胃酸的效率以瓦解敌方阵型。指挥官（胆囊）接到更多的命令释放出胆汁，其中的胆盐特别擅长对付脂肪这个难搞的大块头，它会用包裹的方式把大块头——脂肪包围，形成一个很容易被我方特种兵（脂肪酶）击破的结构，然后总部大佬（胰腺）就很淡定地释放出脂肪酶来瓦解已经是"瓮中之鳖"的脂肪，然后在第三战线（小肠）中彻底将其分解成脂肪酸和甘油，释放入细胞。蛋白质在第二战线中的胃酸结构就已经被打了个半死（被胃酸攻击），在进入第三战线遇到劲敌（胰腺分泌的胰蛋白酶和糜蛋白酶）后被彻底粉碎，成为我们身体非常需要的小分子多肽和氨基酸。先吃蔬菜让身体做好战前准备后，才开始吃这些难消化的蛋白质和脂肪的混合物（比如肉类、蛋类、油脂丰富的混合菜肴），是对我们自身的一种保护，不打无准备之仗就是这样的道理。

最后吃碳水化合物丰富的食物。富含简单糖和淀粉的碳水化合物很好消化，也符合可以吹响号角的角色定位，但是为什么我们不拿它当号角，而选择蔬菜呢？

　　这就涉及本书的核心要点——控血糖。这类食物之所以需要被当作殿后的团队，是因为它们实在太滑头，相当于空降兵部队。当它们挑战我们的消化系统的时候，虽然身体能很快做出反应然后搞定，但是它们一旦着陆进入树林，就极难追捕了。快消化碳水化合物会快速通过第三战线（小肠）的壁垒钻进血液里，在身体里兴风作浪，让血糖水平飙升。在这种情况下，消化大佬（胰腺）疲于奔命地制造追兵（胰岛素）去树林里盲目追捕这些滑进血液的葡萄糖分子，长此以往，追兵厌倦了疲惫的指挥（胰岛素抵抗），胰腺大佬也声嘶力竭，再也不想派出追兵了（胰岛素耗竭），于是碳水化合物就可耻地胜利了。身体的主人最终罹患糖尿病——那些糖化小分子在树林（身体）里破坏各种植被和树木，所到之处皆是疮痍，像极了糖尿病病人出现并发症时的腿疼、视力模糊、肾脏损伤等。

　　所以面对这样会空降然后快速登陆身体的狡猾部队时，我们要做的就是先让其他敌人差不多通过，等身体的消化战线已经非常成熟，该派出的部队也派出了，该调动的活动也已经进行得如火如荼了，再见缝插针让快消化的碳水化合物进来。这就相当于把它们打散在其他的部队里，然后逐个追捕，当然比让一大拨伞兵跳下来涌入树林好追捕得多。而且这个时候敌方部队拥挤，导致这些伞兵在跳伞过程被各种羁绊（膳食纤维）和拥堵（脂肪、蛋白质）阻碍，就更容易被我方捕获，这就是膳食纤维、脂肪等能阻碍它们进入身体的速度的原理。

　　这也解释了为什么平时饥饿的时候来一碗速溶麦片，往往会在半个小时后又迅速感觉饥饿。这个举动仿佛是在身体里释放了一大拨跳伞兵，它们在毫无防备的战线上恣意涌入树林，然后迫使消化大佬（胰腺）不停制造追兵一个个追捕这些逃窜在血液里的伞兵。然而这些追兵并不是从天而降的，不仅严重消耗着消化大佬（胰腺）的体力，还会在身体里对周围的组织发号施令（胰岛素的生理功能），比如命令肌肉细胞赶紧把渗入的敌军（葡萄糖）抓住并利用——肌肉会利用葡萄糖作为能量支持我们的运动，也会命令另一个代谢大佬（肝脏）把敌军排成队列等待发配（合成糖原），还会命令各处细胞加紧同化敌军分子入编壮大我军（合成蛋白质）。

但是想想就知道，在战场上利用、分配，甚至劝降敌军为己所用是何等困难的事情。所以这些物质合成和燃烧的过程都比较费力，而且它们处理敌军的限度也比较低，所以当更多的敌军渗入后，这些周围的小弟就表示："实在劝不过来了，别往我这儿送了。"

没关系，追兵还有一支更听话的大部队——脂肪细胞，它们会在追兵需要的时候，迅速地把敌军统统抓捕，给敌军换上囚衣然后拘禁在体内，等待体内敌军势力大大减弱才逐步释放它们。很可惜的是，如今很多人的血液里总是布满敌军，以致体内的监狱几乎忙不过来，又何谈释放什么人，于是建造新的监狱就成了唯一出路。而追兵一看，既然有了新的监狱，那何必使唤不太听话的肌肉兄弟呢，直接往监狱里一塞不就完事了？

这就是脂肪细胞储存多余能量的过程，因为血糖水平太高，胰岛素会命令身体把这些葡萄糖转化成脂肪并且储存起来，等到血糖降低的时候再使用，那么如果没有用得上的那一天呢？脂肪细胞就会储存越来越多的脂肪，细胞不够用就会造出新的脂肪细胞用于储存。所以我们一旦急剧变胖，身体就会制造更多的脂肪细胞储存脂肪。但脂肪细胞多了还会给身体一个信号："我们的监狱还够用，已经收监的脂肪就别想出来了，我们还需要抓更多的葡萄糖，然后把它们变成脂肪关起来。"这便是吃快消化碳水化合物与长胖的关系，这样下去我们不仅会变胖，还会变得更不想动，陷入越胖越懒、越懒越胖的恶性循环。

更严重的后果是，空降兵源源不断渗入树林后，虽然消化大佬（胰腺）会很卖力地继续派出追兵追捕它们，但是无论是周围的组织（肝脏、肌肉等中的各类细胞）还是监狱（脂肪细胞），都表示实在太满了，而且门（胰岛素受体）已经被各路敌军分子围得水泄不通，追兵即使抓着它们也够不着门（胰岛素抵抗），无奈只能任由它们在四周游荡。所以，餐后血糖不受控地升高，也是糖尿病的重要判断指征之一。

事已至此，我们终于明白，不能让快消化碳水化合物毫无阻拦地进入身体，也不能日复一日地让这些难以应对的敌军反复挑战我们的身体，游离糖和淀粉正是这类典型的敌军。终于知道午后一口气喝下一杯加了 10% 游离糖的水果茶，和早晨吃下两片面包和一碗白粥，对于你的身体来说简直就是一场巨大的灾难了吧？

糖真正的错：
高血糖带来了病痛

　　很多人嘴上喊着戒糖的口号，心里觉得这是在减肥和美容，实际上他们对糖与健康原理的认知仅仅停留在"热量"和"糖化"这两个很抽象的词上。而如此脆弱的纽带就很难给他们提供真正的戒糖动力，因为过于标签化的理解也很容易被另一些标签化的解释化解掉。所以我们需要更多的知识作为动力，带我们建立与糖之间更健康的关系。

流窜在血液里的糖究竟如何作恶？

　　前面我们通过一个形象的比喻形容食物与消化系统的关系犹如战争。平衡且顺序考究的饮食不仅不会伤害我们的消化系统，反而会激发其勃勃斗志并且把敌军化为己用，让我们达到可以完全驾驭食物的健康状态。相反，如果我们不当且过度地用食物挑战消化系统，尤其是用快消化碳水化合物这种狡猾的空降兵来对抗身体战线的时候，就会酿成难以挽回的大错。前面的章节提到单独或优先吃快消化碳水化合物是一个不利的因素，我这次就来具体说说过量的伤害。

　　无论是游离糖还是淀粉，它们在胃中的排空速度是三类供能营养素中最快的，其次是蛋白质和脂肪。而游离糖和淀粉通常又存在于一些形态特别好甚至不需要咀嚼的食物中，比如各种饮料（几乎是直接喝下去，连胃都不需要多动几下），还有馒头、面包、面条和饼干，仅仅嚼两下就能尝到甜味，剩下的也很快通过胃被打碎然后被小肠吸收。越是消化起来不费力的食物，在进入身体后对身体的不良影响往往越大，因为它们更不受控。它们在通过小肠细胞进入血液后，就以葡萄糖的形式流窜在血液里。这里可没办法区分哪些葡萄糖来自游离糖，哪些来自淀粉。我们通过前面的 GI 表格和测量方式就能知道，无论是纯蔗糖，还是丝毫不添加糖的土豆泥，葡萄糖都在吃下去两个小时里大量出现在血液里。

为什么血液里会发生这么多我们不想看到的事情呢？这还得从基础的生物化学说起，别怕，我还是用简单而形象的例子来解释这个"破坏"的小故事。血糖好比准备贡献力量的一群应届大学生，那么该群体自然会有几个不同的来源，分别是从高中考上来的应届生（食物糖）、毕不了业重修的大龄学子（肝糖原），以及工作了好多年突然回校读书的社会人（非糖物质），无论出身如何，如今都统一成了血糖大学的一分子。那么它们面对的出路有四条：毕业"燃烧"，变成社会的中坚分子为社会贡献才能（氧化分解供能）；挂科有点多，一时半会儿毕不了业，那么就回炉重修（合成糖原），再接再厉；觉得直接毕业没有竞争力，于是选择考研、考博继续深造（合成脂肪和氨基酸）；觉得目前这个专业不太给力，选择跨专业考研（经磷酸戊糖途径转变为其他物质），增加了社会功能，提高专业水平，成为复合型人才。通常来说，大学招生都是有计划而且有标准的，这就是严格的高考，充满理性而且分级严格。达不到标准是不能进来的，而且进来之后也不是随随便便就能毕业的，如果想深造还有更大的挑战。所以血糖大学的进和出基本上都是受控的，而它的"总人数"基本恒定在 3.9~6.0 毫摩尔每升的水平。

通过这个比喻，我们知道糖在体内有多么重要，这也能解释为什么我们不能戒断碳水化合物。

血糖大学进校的人数和毕业的人数如果大体上均衡的话，是不会有什么问题的，也没有人会抱怨什么。但是现实中，很多人体内的血糖大学明显处于一个负荷过重的状态，食物中的游离糖和淀粉以各种方式混在"高考大军"中企图进入血糖大学。如果人作为血糖大学的校长，开始毫无底线地实行"自主"招生原则——谁想来就来，尤其是那些说话特别甜，性格也不冲的高中生（好消化），也甭管质量如何，反正来了就是"血糖人"嘛！这样一来，血糖大学涌入过量的学生，然而出路就那么四条，而且每条还都是限速的：考研甚至跨专业考研的难度可想而知，肯定不是你想考就能考上的；毕业也是有难度的，这需要血糖大学的主人调动各种身体组织参与运动（经常运动的人血糖更加稳定，能顺利毕业）；而毕不了业重修也是有限度的，毕竟管理重修的教务处（肝脏）可是学校里最忙碌的机构，要是太多学生闹事把办公室挤爆了（脂肪肝），它可是要罢工的（肝硬化）。

于是可怕的状况就发生了，血糖大学长年过快、过多招收一堆质量不高的血糖学生，这些学生没有出路，教务处也安排不过来，它们彻底成为大学里的闲散人等，成天无所事事，就只能在校园里四处作乱，寻衅滋事（见图 8–1）。

目前科学界对这些血糖学生干的坏事还在热火朝天地研究当中，其中已经发现的著名的破坏就是破坏大学校园的设施（与蛋白质的破坏性结合）以及聚众斗殴（氧化应激）。这两项罪行目前是证据比较确凿的，但受限于分子生物学的发展，很多可能的糖化、衰老、退化机制我们还不得而知。

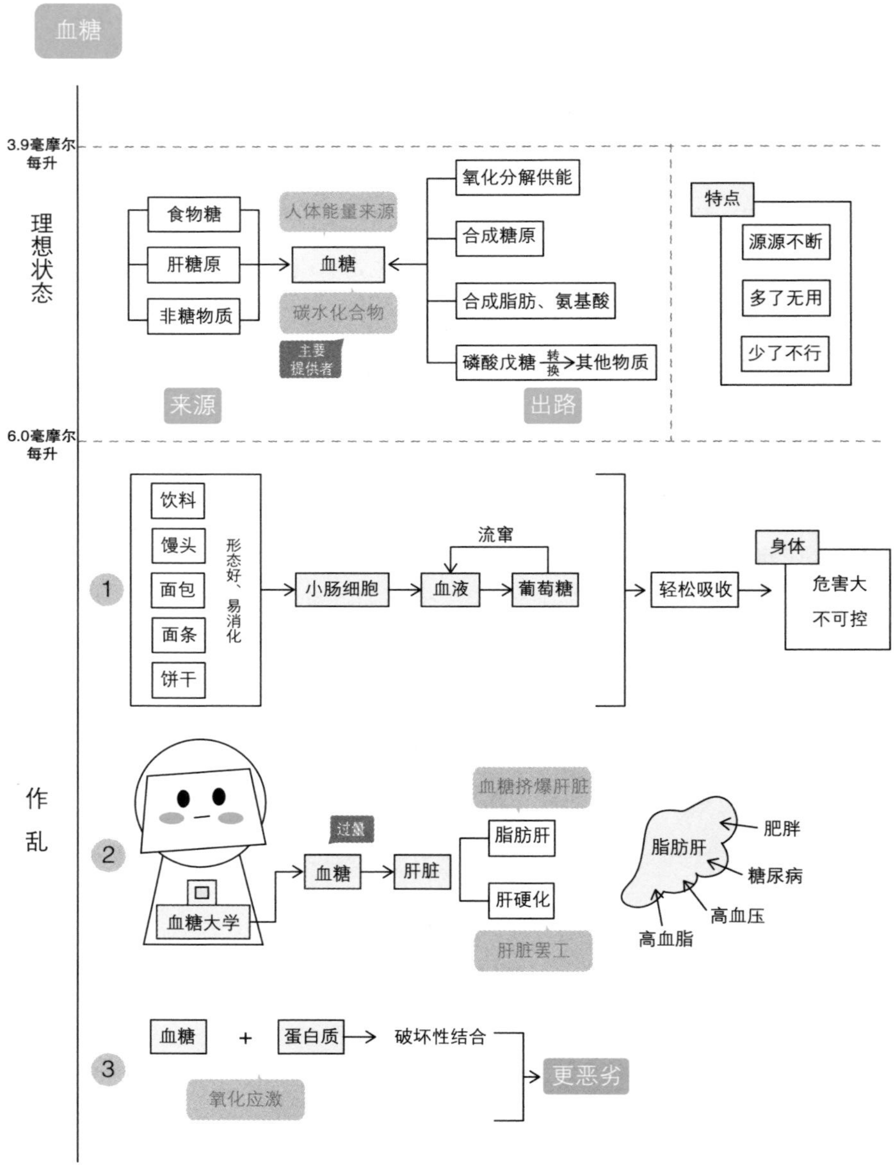

血糖

3.9毫摩尔
每升

理
想
状
态

来源	人体能量来源		出路
食物糖		氧化分解供能	
肝糖原	血糖	合成糖原	
非糖物质	碳水化合物	合成脂肪、氨基酸	
	主要提供者	磷酸戊糖 转换→ 其他物质	

特点
源源不断
多了无用
少了不行

先吃血糖飙升

6.0毫摩尔
每升

作
乱

① 饮料 馒头 面包 面条 饼干 —形态好、易消化→ 小肠细胞 → 血液 → 葡萄糖 —流窜→ 轻松吸收 → 身体 危害大 不可控

② 血糖大学 → 血糖 过剩 → 肝脏 → 脂肪肝 / 肝硬化   血糖挤爆肝脏   肝脏罢工

脂肪肝 — 肥胖 / 糖尿病 / 高血压 / 高血脂

③ 血糖 + 蛋白质 → 破坏性结合 → 更恶劣   氧化应激

图 8-1 糖在血液中流窜

168

让你显老的痕迹都与糖化反应有关

如果说那些多余、无所事事的血糖分子会在身体这所血糖大学里面搞破坏，其中尤为明显的一种破坏就是在墙上乱涂乱画。表现在身体上，就是让原本平整而白皙的皮肤变得又皱又黄。原理就是，"自由而多余"的糖分子觉得无事可做，甚至开始联合、拉拢教职员工一起干坏事，其中少量红细胞受不住攻势被糖拉下水，形成糖化血红蛋白。这个值可以通过验血检测出来，而且不需要空腹，因为红细胞是身体里的常客（属于教职员工），因此不会随着饮食和排泄而发生变化。一般来说，被糖结合的红细胞（糖化血红蛋白）在4%~6%的范围内才正常，高于6%就可以认为血糖大学里的情况有点开始不受控了。

那么被糖联合的血红蛋白又能搞什么破坏呢？血红蛋白本身具有重要的携带氧气的功能，所以作为重要的教职员工，它们一旦被糖分子洗脑，就可能助纣为虐继而形成一些"黑化"的角色，比如羧甲基赖氨酸和甲基乙二胺。我们不用去记这些复杂的名字，反正就是坏人一号和二号。

这些坏人不仅是存在于我们身体内的流窜分子，在体外也大量存在于食物中。面包烘烤过后形成的棕褐色物质里有它们的身影，煎荷包蛋的边缘变成棕色的部分也有它们的存在。无论是以吃的形式进入人体，还是原先就在体内，被糖分子黑化之后形成的这两类坏人无一例外地会在身体中发挥破坏性作用，其中包括以下几个方面。

- 胰腺：对消化大佬（胰腺）的办公室进行打砸抢，破坏它的生产线（胰岛β细胞凋亡），以致消化大佬生产追兵（胰岛素）的能力大大下降。
- 血管内皮：对学校保安部（血管内皮）进行打击，导致保安部人员出现财产损失，进入戒备和修复状态（血管内皮损伤与增生），进而干扰学校的正常交通秩序。学生和教职员工通行不畅（血管变狭窄），甚至堵塞学校的要道，导致学校无法正常开课（血管栓塞）。
- 视网膜：对学校的监控录像进行干扰，导致学校不能完成正常的监控和安保工作（糖尿病并发症之一的视网膜病变）。
- 皮肤：对学校绿化带中的树木进行砍伐和破坏，导致学校的对外屏障受损（皮肤的胶原蛋白和弹性蛋白受损），并且在绿化带中集结示威（老年斑），让学校看上去斑斑驳驳，十分不美观，也更容易遭受污染和侵袭。这也是很多人戒糖的原动力，因为这个效果是看得见摸得着的。如果我们能严格控制血糖水平的波动，让身体里糖化水平保持在理想的 4%~6%，也就可以最大限度地保护我们身体的绿化屏障——皮肤的健康。

皮肤中的胶原蛋白和弹性蛋白是一类，属于结缔组织，不是细胞，也没有什么生理活性。它们就像席梦思床垫里的弹簧和棉花一样起到支撑的作用，给我们的皮肤撑场子，让我们不至于"皮包肌肉"。它们是由皮肤的基底细胞合成的蛋白质，然后分配到皮下发挥保护作用，存在的多寡首先受到我们本身细胞生成这类蛋白的能力的影响。换句话说，细胞的活力是皮肤弹性的最大生产力。而这种生产力强大与否确实与年龄直接相关，而且在生理上不可逆，即我们无法阻止时光流逝"带走"那些胶原蛋白。

所以我们要理性对待衰老这个过程，同时也得到一个正面的提示——如果我们能通过吃让衰老慢一点，是不是胶原蛋白也会流失得少一些？没错，基因只能决定我们的初始位置，而我们行走的方向是掌握在自己手里的。

胶原蛋白和弹性蛋白的生产和流失速度也受能量代谢以及内分泌系统调控，所以食物必然能在某种程度上对其产生影响，无论是正面的还是负面的。其中正面的影响建立在我们吃够身体合成胶原蛋白必需的原料，以及吃够保护胶原蛋白不受氧化损伤的营养素的基础上。当然，这个原料自然不能粗暴地理解为"直接吃胶原蛋白"，因为我们的身体有特殊的胶原蛋白合成通路，并非"吃什么就补什么"这么简单。怎么吃才能美颜其实是个很复杂的话题，但有利于维持身体健康与年轻态的饮食一定也是美颜饮食。饮食对皮肤健康的负面影响也很好理解。食物中不合理的供能营养素比例，过多或者过少的微量营养素，过多的添加剂等因素，都会让身体的修复能力下降，甚至造成不可逆的损伤——慢性病。优质饮食让皮肤呈现更有活力的状态，而不合理饮食则不断伤害皮肤，阻碍其修复，这就是饮食与皮肤健康的深层关系。

如何监测身体糖化的情况?

知道糖化反应是身体内存在的一种生理反应,但是又想控制它,不让它过度影响我们的健康和颜值,那么我们就需要一个有效的监控指标来观察它,这样才能有的放矢地管理饮食,真正做到"抗糖"。

很多读者会觉得:那是不是和糖尿病病人一样,每天饭前饭后扎扎手指看看血糖值就好了?并不是,这里我要简单科普一下扎手指这种方法为什么不太适合普通人用来检测血糖。血糖值很好理解,就是血液中葡萄糖的含量,所以扎手指快速测血糖的仪器也是通过检测血液中的葡萄糖含量来检测血糖值的。但是血糖值不仅会受到食物GI、GL的双重影响,更会受到身体各类激素(胰岛素、胰高血糖素、甲状腺素、肾上腺素)的调控,从而可能与我们的情绪、状态和测量时间有关(甚至包括昼夜生物节律)。节食两天后随机扎扎手指发觉血糖值低了不少,然而一顿自助餐后一测,突然发觉有点儿高,这样的血糖值其实参考意义不太大,所以不推荐普通人日常采用这种方法。

而理想的衡量体内糖化程度的指标不应受短时间饮食和药物的影响,更不应受一时的激素波动和昼夜节律的影响。这个检测指标其实就是糖化血红蛋白,这项检查很容易在医院做,费用也不高,还不要求空腹。

糖化血红蛋白是血液中存在的部分葡萄糖与红细胞上的血红蛋白结合后形成的，这个过程不需要催化剂（酶）的辅助，产生的糖化产物也非常稳定。糖化血红蛋白与红细胞同生共死，会在血液里很稳定地存在平均 120 天的时间，特别符合我们想了解身体稳定的糖化状况的要求。现在这个指标在美国、澳大利亚、日本等发达国家都被用作判断糖尿病的指标之一，可见它对身体的糖化状况的反映是很可靠的。

医院测定的糖化血红蛋白值能反映过去 3 个月左右平均的血糖稳定情况，比随便某天早上的空腹血糖值更加可靠。而且在很多大规模的人群流行病实验中，科学工作者也发现，对于糖尿病病人来说，这个值比空腹血糖值与糖尿病病人发生各种并发症之间更有关联性，所以它是对我们身体整体糖化程度更好的预测值。

但是人体血液是个超级复杂的系统，所以糖化血红蛋白值也会受到其他生理和病理因素的影响。对于那些患有红细胞增多或者减少疾病的患者来说，他们的糖化血红蛋白值自然没那么可靠。又或者是那些正在吃某些药物和维生素补充剂的人，维生素C和维生素E这两个具有抗氧化功能的维生素能轻度降低糖化血红蛋白的百分比，但是这并不意味着他们的血糖总量更低，这是长期服用这类补充剂的人需要注意的点。生命的不同周期（比如怀孕和年龄）也会对糖化血红蛋白产生影响，其中年龄对此的影响非常有意思：我们体内的糖化血红蛋白会以每 10 年增长 0.1% 的速度上升。之所以有这个变化，一是因为随着年龄增长我们体内的红细胞数量在下降，但是血液里的糖却没有减少，所以被糖化的血红蛋白的比例就有所增长；二是因为随着年龄增长，我们每天饮食的"糖负荷"在积累，而身体的代谢速度却随着年龄下降，清除糖化血红蛋白的能力越来越弱，从而让身体的糖化水平越来越高。总之岁月的确是把提高糖化反应的"杀猪刀"。所以对抗糖化反应与对抗衰老似乎更能说得通了。

那么糖化血红蛋白又是如何反映我们身体的"糖化情况"的呢？原理就在于，红细胞里的血红蛋白相当于一类信使，负责去每家每户（各个细胞和组织）投递信件（氧气）和收集垃圾（二氧化碳），兢兢业业，可以说是血液里的劳模。像之前描述的高血糖对全身的影响一样，血液里的葡萄糖先把一部分"信使"糖化掉，形成糖化血红蛋白，然后经由糖化了的"信使"到处扩散和放大"糖化"过程。好比信使的脚底沾满了泥，在投递信件的过程中也会把脚上的污泥踩到别人家门口去，而且这个泥如此顽固，一旦踩了就擦不掉。这也是糖尿病一旦发展到并发症阶段就不可逆，而只能控制病症的原因，此时细胞和组织都被踩得满是污泥了。

饮食中过多的快消化碳水化合物—升高的血糖—更多的糖化血红蛋白—更多的组织和细胞受到糖化的影响

我们在说"控糖"的时候，其实就是要打断这条链子的一个部分。如果从最后一环开始，那就是在受到糖化影响的组织和细胞上想办法逆转。但是我们都知道糖化反应本身就不可逆，而且产生的晚期糖基化终末产物也是非常稳定的一类化合物，所以外用护肤品不可能完全实现"抗糖"和解决老年斑这类因为糖化产生的皮肤问题。同样地，糖尿病病人发生肢体严重糖化坏死后，面临的只能是截肢这样残酷的现实。这些都在告诉我们一个赤裸裸的事实：糖化确实是不可逆转的。所以在此也提醒大家留心辨别这类外用的"抗糖产品"究竟是什么成分，不要轻信有什么物质可以分解已经被糖化了的蛋白质。倒数第二个环节就是糖化血红蛋白本身，如果减少"糖化的信使"，那么糖化反应的扩散自然会慢很多，但可惜这个反应本身也不需要酶辅助就能快速发生，非常稳定且不可逆转，所以这条路也就封死了。

最后留给我们的选择果然只有"管住嘴，迈开腿"这么一条路。大道至简，但是我们仍需要借助系统的科普才能真正踏上这条路，否则很多大道理也只是好听而无用的"鸡汤"。"管住嘴，迈开腿"跟"少吃多动"还不一样。"管住嘴"就是要运用各类饮食技巧，选择低 GL 的食物而不是简单的"少吃"；而"迈开腿"也不尽然是单纯地多运动，而是利用身体对葡萄糖的分解把血糖消耗掉，不仅可以是身体动，还可以是"脑力活"这种巧妙的耗糖法。后面我会讲解葡萄糖是如何在身体内通过骨骼肌的收缩和大脑活动被利用掉的，从而提示大家什么才是科学的"抗糖活动模式"。

只有通过饮食和运动的双重调节来保证我们血糖的绝对值尽可能小而且稳定，才能最大限度地减少血液里"糖化信使"的数量，最终达成整体的"抗糖"大计。可以说，糖化血红蛋白描述了食物和胰岛素对血糖控制的综合结果，是健康人抗糖必不可少的检测指标。

糖化可以逆转吗？抗糖保健品有用吗？

第一个问题在上文已经被全面否定。无论是红细胞中的血红蛋白信使，还是已经被糖化了的组织和细胞里的蛋白质，都是没有办法与糖"和平分手"的，原理是它们连接的是十分稳定的共价键。就好比，烤好的牛排不会因为放凉就变成鲜红色，烤好的面包表面也不会因为放在冰箱里几天就褪色。

熟了就是熟了，美拉德反应是不会逆转的，这就是糖化的最大真相。基于这个基本原理，想抗糖必须从源头开始。那么在做到前面说的"管住嘴，迈开腿"后，还有没有其他营养补充剂能帮助我们抗糖呢？这不仅仅是科研界目前非常关注的问题，在强大的资本和宣传面前，各路保健品和内服美容品公司也在对"这个蛋糕"蠢蠢欲动，纷纷推出各类内服和外涂的抗糖产品。那么我就分析一下如今被大肆宣传的抗糖补充剂究竟是什么原理吧。

第一类——直接向晚期糖基化终末产物下手。

这个逻辑是通过去除身体内的晚期糖基化终末产物达到减少糖化的目的。虽说烤成棕色的面包回不到白皙面团的样子，但是撕掉表皮棕色的部分不就又有白花花的颜色了吗？这就是这类补充剂的原理——与晚期糖基化终末产物结合然后排出体外，以此减少糖化的产物。

这类物质的代表是左旋肌肽，虽然人体实验目前还没有非常可靠的证据，但是动物实验和人体细胞的体外实验都提示，补充左旋肌肽对延长动物寿命和细胞寿命有效果，而且对糖尿病病人预防和缓解并发症也有一定帮助，这就提示我们：它是不是可以帮助减少晚期糖基化终末产物呢？

左旋肌肽听上去和另一个很玄乎的补充剂——左旋肉碱类似。实际上它也是存在于很多肉类中的一种天然的二肽（两个氨基酸组成），我们在膳食中获得左旋肌肽的主要途径是吃肉，所以左旋肌肽并不是什么实验室的神奇产物。

第二类——有助于稳定血糖。

这类补充剂很好理解，它们类似于清糖小帮手，可以让血液里游离的葡萄糖减少一些，或者减缓葡萄糖在肠道里的吸收速度，从而限制一段时间内涌入血管里的葡萄糖量，那么自然更少有糖向红细胞和组织施压，去糖化它们了。这类补充剂其实与降糖药非常类似，但是它们并不是以药理的形式起作用的，而是用一种更加自然的方式对抗血糖飙升，这类补充剂更加适合没有糖尿病的人纳入日常膳食。

膳食纤维就属于这类稳定血糖的营养素。苹果里的糖与果胶（一种膳食纤维）紧密混合在一起，在肠道里被吸收的速度远远低于直接喝苹果汁，因为苹果汁中的糖已经从紧密的果胶结构中被大量释放出来，以"果汁和渣分离"的状态被喝下去。这是我不崇尚用喝果汁完全代替吃水果的一个原因，这种拆开了原本紧密结合的膳食纤维和糖的过程，让我们的血糖更加不稳定。

我们通过一定的方法可以查到，苹果的 GI 在 28~40 波动，是非常标准的低GI水果，而一旦变成果汁之后，GI则上升到44左右，也依然是低GI食物。但是考虑到果汁会损失饱腹感和一部分营养素，依然是直接吃苹果"更划算"。由此可见，我们没有必要"妖魔化"喝果汁，因为它的升糖效应没有我们想的那么激烈，并不会一下子把本来的低GI食物变成中高GI食物，但是确实会明显提升对血糖的影响，这点我们需要知悉并且据此做出明智选择。

另一类对抗血糖和后续糖化反应的物质就是各类植物化学物质（来自各种草本提取物），肌肽、α–硫辛酸这类被体外实验发现可以对抗糖化的物质。而糖化后的反应还会引起过度氧化反应，因此抗氧化物（比如维生素）、儿茶酚胺这类具有抗氧化作用的植物化学物质，以及原花青素这类植物色素抗氧化物质也是常与抗糖化配合使用的成分。但是迄今为止，依然没有任何确凿的证据可以表明上述物质真正对人体内的糖化有缓解作用。

第三类——减少糖化的程度。

这类物质的逻辑是既不改变已经产生的晚期糖基化终末产物，也不直接干预血糖本身的总浓度，而是减少血糖与身体各组织和细胞发生糖化的机会。正如之前所说，维生素C和维生素E这两类具有抗氧化作用的维生素，能让我们血检中的糖化血红蛋白出现"假性降低"，但血糖实际上并没有被降低。这两种维生素对糖化过程的对抗作用让糖化血红蛋白的比例降低了，所以间接反映出这两种维生素可能具有对抗糖化过程的效果。但是我们要正确理解这个猜测，不能直接推论出吃维生素C和维生素E补充剂可以抗糖化。最可靠的做法依旧是吃富含这两种维生素的新鲜蔬菜和全谷物来满足身体对这两种营养素的正常需求。

最后，外涂的产品中有没有能抗糖化的呢？

在没有足够的实验数据支持的情况下，我们并不能简单地说某种产品能不能抗糖。但是从机理上来看，由于皮肤的最外层是一层非常致密的鳞状细胞，其作用就是建立真正防水、防寒、防化学侵蚀的屏障，所以护肤品的透皮性能一直都是最大的瓶颈。而我们所说的皮肤遭受糖化反应，并不会大量发生在表皮层，因为这一层并没有供血的毛细血管，也就不存在血糖肆虐的问题。真正遭受糖化折磨的蛋白质和细胞们，都深深地藏在真皮层中，所以各种非入侵式的表皮涂抹的护肤品想抗糖化是不太可能的。

糖与激素的关系：
它还跟痘痘有关？

　　这个说法并不仅仅来自民间传说或者生活中的观察，而是真正被一些科学实验观察到了，而且是双向观察：有痘痘的人对快消化碳水化合物更加喜爱[1][2]；反之，吃下更多添加糖的人长痘痘的风险会高出30%，而时常吃烘焙类甜品的人则高出20%[3]。尽管总体证据还不充足（科学界要得出一个确切的结论是非常复杂的过程，并不是某个实验显示相关性就可以），但是依然给了我们一个很有用的提示——快消化碳水化合物与长痘痘确实相关。进一步来说，高居不下的血糖水平不仅让我们皮肤老化，还会增加长痘痘的风险。

① Aslı Aksu Çerman et al. Dietary glycemic factors, insulin resistance, and adiponectin levels in acne vulgaris[J].J Am Acad Dermatol. 2016 Jul, 75(1):155-62. doi: 10.1016/j.jaad.2016.02.1220. Epub 2016 Apr 6.

② Jennifer Burris et al. Differences in Dietary Glycemic Load and Hormones in New York City Adults with No and Moderate/Severe Acne[J]. J Acad Nutr Diet. 2017 Sep, 117(9): 1375-1383. doi: 10.1016/j.jand.2017.03.024. Epub 2017 Jun 9.

③ A. E. Koku Aksu et al. Acne: prevalence and relationship with dietary habits in Eskisehir, Turkey[J]. J Eur Acad Dermatol Venereol. 2012 Dec, 26(12): 1503-9. doi:10.1111/j.1468-3083.2011.04329.x. Epub 2011 Nov 10.

这是为什么呢？秘密就在于胰岛素，它是随着血糖升高也会立马升高的激素。激素本身并不是一个"专一的工具"，而像一把万能钥匙。人体内的一种激素能干的事情实在太多了，目前的生物医学也无法完全解释激素的所有功能及其调控的生理活动。但是比较明确的一点是，胰岛素水平升高会刺激雄激素水平升高。雄激素能调控另一种生长因子——胰岛素样生长因子 1（IGF-1）。顾名思义，这种生长因子是调控身体生长的重要因子，对于孩子来说是长高、长大（所以孩子不能缺营养和能量），而对于成年人来说就是对肌肉、力量、营养代谢的正向调整，提升身体的运动能力。这非常符合逻辑，因为血糖高意味着身体的能量非常充足，能量足就是告诉身体："我们蓄势待发，等着用出去了。"所以身体会通过一系列激素的分泌促进生长因子提升我们的运动和生理反应。然而这种生长因子同时也会影响我们的皮脂腺，既然是加快身体的新陈代谢，那么皮脂腺自然也会加速分泌皮脂，而最后的结果是增加长痘痘的风险。

偶尔吃甜食和快消化碳水化合物对皮肤造成的长痘压力或许不太大，毕竟皮脂腺分泌加快不等于长痘，而且短期的分泌加快很容易被平衡掉，因此不能因为怕长痘而选择低碳水化合物的饮食。正确的理解方式依然是我一直倡导的稳定血糖的饮食。只要减少游离糖和快消化碳水化合物对血糖的刺激，就可以最大限度地降低胰岛素分泌带来的皮脂腺活跃度。同理，如果在一段时间内吃了很多快消化碳水化合物，那么预防长痘的最好办法，就是通过运动把血糖尽快消耗到正常水平，同时加强对皮肤的合理清洁，及时止损，防止饮食给颜值带来不必要的扣分项。

抗糖办法之运动与思考

运动抗糖虽好，但是也存在误区

运动能抗糖，这是绝大多数人的常识。**如果说血糖的主要来源之一是饮食，那么相应的出口就是运动**。这里的运动是广义上的运动，既包括具体的肢体运动（比如各种有氧运动、无氧运动），也包括日常起居的细微活动（比如有节律却经常意识不到的呼吸、心跳，汩汩不断分泌的器官活动），还有体温的维持和重要的大脑活动。这些活动都需要能量，而这些能量都是经由细胞转化供能物质得来的能量。我们的一颦一笑和一举一动都在使用血糖，而剧烈的运动会让心跳和呼吸加快，血流变快，血糖和脂肪快速被消耗，所以我们需要通过运动来平衡每天的热量摄入。同时，运动对血糖控制还有更深层的意义，即通过刺激肌肉提高胰岛素的敏感性。通俗地讲，肌肉被使用多了之后，肌肉中转运葡萄糖的工具也会更加给力，就像全力开工的工厂生产线不会闲着一样。对于缺乏运动而血糖控制不理想的人（无论是不是处于糖尿病前期）来说，适当进行对肌肉施加合适刺激的阻抗运动非常有意义。

但是很多人也会因此陷入另一个误区：既然运动能对抗能量的摄入，那我是不是可以拼命吃，然后通过拼命运动来抵消呢？这显然不是等式左右共同减去一个值，而等式依旧成立这么简单。

燃油机在过度运转后尚且容易坏，更何况精密而不可重造的人体呢？撇开复杂的代谢机制不说，就想想吃饭和运动这两件事本身。其实这两件事对身体都是有损耗的，当然并不是要你少吃少动，惰性度日，毕竟活着本身就是一种损耗。但是我希望这种损耗是有意义的，或者在必要时才损耗，而不要去"作"。以吃自助餐为例，为了吃回本而塞下一堆自己消化不了的食物，然后又因为怕长胖而拼命运动，看上去一加一减好像达到了所谓的能量平衡，而实际上身体经历的则是牙齿磨损又多了些，消化道细胞又多死了一批，胰腺分泌的消化液又多消耗了一大拨，血液里的糖分和其他养分又大幅度更迭了一回，肝和肾的代谢解毒和过滤也遭受了一轮挑战……最后我们的消化系统累得半死，迎来的不是空腹和休息，而是健身房里对心肺的又一轮折腾，血液又被迫重新奔腾起来，肝脏来不及储存好刚刚制作出来还"热乎"的糖原，又接到迅速解散糖原投入使用的通知……看到了吗？站在上帝视角看吃饭和运动这两件小事，只要不合理，就是对身体实实在在的挑战和损耗。暴食和暴走这一来一往，对健康甚至是双重打击，而不是我们所认为的"能量平衡"。

可见，过度进食造成的能量负载过度对我们百害而无一利。这一点从微观的能量代谢上来说就更加说得通了。大家都说"生命在于运动"，但是一定要以适度为前提，而适度又因人而异，所以"不要用别人的运动量来衡量自己的运动量"是每个人都需要明白的道理。

然而靠运动耗能本身也有副作用，会加快身体氧化呼吸的速度，而氧化与自由基的产生和衰老具有相关性。所以究竟如何运动才能既平衡饮食的热量，又不给身体带来过度氧化的压力呢？关于这个复杂且个体化的问题，我们很难直接给出结论，毕竟适度运动本身是有利于心肺功能的，也能刺激肌肉对胰岛素增加应答，好让"燃料"更快地从血液中进入细胞，然后化作动力和热量。但是问题在于，即使运动对身体大有裨益，能帮助减少能量过剩的问题，它也永远无法抵消能量过剩带来的氧化压力过大的问题。当我们的能量全部以快消化碳水化合物的形式进入身体后，就会在短时间内蓄积大量快速堆积的能量，这时候即使玩命运动，快速动员血糖，也没有办法抵消微观世界里血糖一过性升高和对胰岛素强烈刺激的过程。这个过程很像用热风风干湿过水的纸巾，即使用最强的热风，依旧去除不了湿水的痕迹。希望这样的比喻和科学解说能帮助大家改变"吃动平衡就不伤身体"的片面而机械化的理解。

所以只有适量地吃、适当地动才是平衡的养生之道。而适量的确是个很难把握的度，但是只要听从你的身体和内心，自然而然就可以找到这个平衡点。

如何用脑力抗糖？

如果说体力活像是转动一台柴油机，适当速度的运转既省油又能让车跑得快，而过度的运转既费油又减少车的寿命，那么脑力活也是同样的道理。只是脑力活与体力活还不太一样，脑力活需要动用的主要是大脑、神经系统，可能还有需要配合的感觉器——眼睛、耳朵、口舌。但是总体来说，主动而压力低的脑力活对心跳、血压和血管紧张度的影响都远远小于体力活。

主动且适度的脑力活还有一个巨大的优势，即对葡萄糖的利用率非常高。人类大脑重量与身体的比例在所有陆地哺乳动物中是最大的，尽管只占人体体重的 2% 左右，但是消耗的氧气和能量却约占身体的20%。氧气和能量都以血液循环的方式流经大脑，而且大脑对葡萄糖有专属嗜好，可以说葡萄糖是大脑的最佳能量来源。只有在极度缺乏葡萄糖时，身体才会开始用酮体维持基本功能。这样看来，多思考、多挑战自己的大脑其实非常有利于我们的健康，这样做可以维持我们脑神经元的连接，让我们的大脑保持活力（从事脑力活的老人通常较少也较晚会患阿尔兹海默病这类退行性神经疾病）。更重要的是，因为身体会优先把葡萄糖供给给大脑，所以当我们解决问题、构建计划等的时候，实际上在"静静地消耗血糖"。尽管这个消耗量与中等的体力活没办法相比，但是多思考、多动脑依然是一个有利于健康、不容小觑的生活习惯。

既然多动脑可以实现对血糖的利用，那么反过来，摄入的糖量不合适会不会对我们的大脑活动有负面的影响呢？首先可以肯定的是，在极端的极少碳水化合物膳食中，受试者普遍反映他们的大脑变迟钝了。这非常好理解，因为酮体并不是大脑最佳的供能方式，我们的身体也需要适应一段时间才能恢复。在碳水化合物摄入量过低的情况下，绝大多数人都会经历一段"浑浑噩噩"的阶段。这种情况看似过一阵子就能恢复，无伤大雅，但是对于每天需要用脑的重度脑力劳动者，还有大脑正在发育的青少年和儿童来说，则是非常重大的影响。所以主流营养学界从来不推荐任何正常人通过"生酮饮食法"达到减肥和所谓"抗糖化"的效果。生酮饮食对身体的负面影响，远超我们认为的"适应一下就好"，而获益也仅限于用其他方法也能得到的减重效果，以及一些尚未被证实的抗糖化、抗癌效果。此外，葡萄糖本身就供应大脑，碳水化合物充当帮助神经递质合成的角色，而神经递质是一类神经细胞之间用来传导信号的信使。我们的快乐和沮丧都是一种需要传导的信号，而且这种信号绝不仅仅在大脑里传导，还与胃肠道紧密相关。胃肠道能够感受到我们吃下去的食物的营养物质，而且不同于大脑的感受，胃肠道依靠上皮细胞上的通道严格又极为精准地感受每种营养物质。让我们同样愉悦的那份牛肉面和虾酱炒空心菜，在肠胃看来是完全不一样的成分，因此肠胃会做出不一样的反应，继而对菌群产生极其复杂的影响，最后的结果就是综合影响你的体重、腰围、容貌、活力，心情，疾病的发生乃至性格。

因此要想保持脑力充沛和心情愉悦，每天适当摄取慢消化碳水化合物对任何人来说都至关重要。为什么通过长期压抑胃口，或者超低碳水化合物饮食减肥的人，都比较难长期坚持？因为他们挑战的绝对不是自己的毅力这么简单，还有肠胃和大脑对身体的调控，身体会用各种阻抗的方式告诉你："这样吃并不合适。"

所以选择怎么吃，的确是一个需要对肠胃和大脑都负责的慎重决定。

Chapter

9

第 章

所谓戒糖，你该怎么做？

理论不仅仅是知识，更深层的意义是给你动力，推动你的理性引领你向前。但是光有知识不够，它没法照顾到你前行中无助或焦虑的情绪，所以我还会告诉你循序渐进的方法，指引你刚开始的每一小步。既不要看离目标还有多远，也不要回头，活在当下，在健康饮食的路上，每一口都算数。

戒糖入门：跟含糖饮料说拜拜

一是碳酸饮料系列。 碳酸饮料席卷全世界的风潮已经被学术界多次批判，它们普遍含有 10% 左右的添加糖（有的是蔗糖，有的是果糖和葡萄糖混合），还有其他对我们的牙齿和身体不利的成分（见图 9-1）。所以这是我们首先需要严格控制的饮品。

碳酸饮料的主要组成部分是添加了碳酸的气泡水，所以才有轻盈而丰富的口感，这也是碳酸饮料吸引全世界目光的首要原因。而在其配料表中位列第二的必然是糖，可能是蔗糖，而更多的则是前面说的在饮料中应用最多的果葡糖浆。这也是这类碳酸饮料最受诟病之处，它们本质上就是加了糖的碳酸水，完全是一种标准的"空热量"。而在这两个主要成分之后就是各种食品添加剂，常见的有色素、香精、磷酸（对牙齿有腐蚀作用）。可以说，**除了让我们开心点，给我们点"空热量"，碳酸饮料几乎没有任何营养学上的意义。** 要戒糖，首先戒掉这类毫无反驳余地的碳酸饮料，不仅其中的糖会带来热量和龋齿问题，其他的成分也对健康毫无益处。如果你真的把健康放在口腹之欲之上，那么碳酸饮料自当首先列入黑名单。其实这个健康问题人们很早就意识到了，本书开篇也提到 20 世纪 60 年代美国糖业协会干扰营养学研究的方向，以致

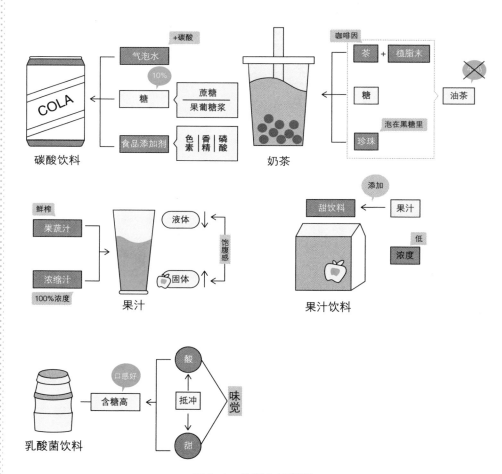

图 9-1 饮料含量详解

190

《美国膳食指南》把肥胖和慢性病的矛头从糖转移到脂肪上，其中黑手之一就是美国几家著名的软饮料（碳酸饮料）公司。可以说，生活中游离糖的一大来源便是饮料，而软饮料又是其中一种添加糖极多且廉价的饮料，受众面极广，涉及的产品和制造商极多，关系到广大糖业协会企业主的整体利益。在利益可能蒙受损失的巨大阴影之下，这些公司选择利用资本干涉科学与事实，这不仅是一个令人唏嘘的真相，也的确让我们在平衡饮食、保持健康的路上走了一段弯路。

二是果蔬汁和果味饮料。 如果说碳酸饮料是稍微克服一下欲望就能戒掉的饮料，那么合理地饮用果蔬汁则需要不低的知识门槛。果蔬汁和果味饮料一直也是营养界和食品界争议较大的饮品之一。主要原因在于，它们来自水果和蔬菜，却又不是完整的水果和蔬菜，它们充满了蔬果中该有的大部分营养素，却少了关键的某几种。在此我先说说在戒糖的饮食模式下，究竟该怎么看待果蔬汁和果味饮料。

首先我们需要搞清楚这两种饮品的概念，果蔬汁和果味饮料与真正的果汁完全不是一回事。如果要严格而正式地区分所有由水果和蔬菜制成的饮料，恐怕要从果蔬汁和果味饮料的相关国家标准说起。简单直白地说，我们在看待果蔬汁和果味饮料的问题上应该注意的点，其实只有三个：

- 水果和蔬菜的获取方式是什么：鲜榨的还是浓缩汁稀释还原的？
- 保存和加工方式是什么：高温灭菌、巴氏消毒还是鲜榨即饮？
- 除了水果和蔬菜还有没有其他添加剂：有各种糖吗？有糊精（增稠剂）吗？有甜味剂吗？有香精、色素吗？

之所以要问这些问题，主要目的就是判断果蔬汁和果味饮料究竟跟真实的果蔬有多少相似的地方。理论上来讲，只有鲜榨的果蔬汁和浓度为100%，且除了抗氧化剂（如维生素C）之外没有其他任何添加剂的果蔬汁，才能在偶尔吃不够蔬菜、水果的情况下作为替代品，而其他的果蔬汁（比如浓度只有50%，添加了糖和其他增稠剂的）统统只能算"添加了果汁的甜饮料"。我们尤其要注意，在浓度不足100%的果蔬汁中，添加糖是非常普遍的现象。

但是那些没有添加糖的100%纯蔬果汁，甚至是最接近天然果蔬的鲜榨果蔬汁，为什么只能偶尔代替水果和蔬菜呢？

这就要看与完整果蔬相比，它们究竟失去了哪些东西。把一个苹果变成苹果汁，可不只是打碎这么简单。鲜榨苹果汁还比较好理解，就是在物理上把苹果搅碎，然后滤除果渣，但还有更好的喝法——连果渣都不去除，这样更接近苹果。然而，在物理搅打的过程中，刀片把苹果的果肉切碎后，会大大增加果肉和空气的接触，从而加速苹果本身的氧化和维生素C的分解，因此会流失一部分对光和氧气敏感的维生素。而那些工业生产的保质期稍微长些的果汁，一般还有热加工这个步骤，再次让对热不稳定的维生素和一些抗氧化物质损失。在热加工后，果汁存放在货架上的时间越长，流失的营养素也相应越多。

但是，少量营养素的流失并不是完整果蔬变成汁后最大的问题，最大的问题在于饱腹感的缺失。我们在戒糖过程中需要格外留意这个问题。仍以苹果为例，苹果是一种饱腹感非常强的水果，质地密实，而且富含果胶和很多不溶性膳食纤维，不太甜，也不太软。苹果饱腹且实在的特性使得很少有人在吃了一顿正餐后还能吃下2个苹果。但是换成苹果汁就完全不一样了，苹果汁不仅一下子把苹果本身偏淡的味道一下子集中到了一点点水里（苹果出汁率偏低，所以很少有不去渣的），同时还夺去了苹果本身紧实的口感，吃饭的时候喝完一杯由 3 个苹果榨的果汁再轻松不过了。从吃糖的角度来看，不仅失去了 3 个苹果的饱腹感，还在不知不觉的情况下摄入了 3 个苹果的糖分，这个过程让人在毫无察觉的情况下直接增加了热量的摄入。很多人莫名其妙地增重很可能就是这么来的。

更加深层的影响则发生在肠胃。水果变成果汁后，不仅口感改变，在肠胃里的消化速度和形态也大为不同。吃 1 个完整的苹果需要咀嚼的过程，这就会给大脑一个反馈——我在吃东西，因此大脑也会适时通知肠胃和胰腺："做好准备，准备消化和分泌了啊！"苹果在下行到胃、小肠、大肠的过程中，都以固体形式慢慢蠕动前进。其中的糖分虽然一点不少，但都被植物细胞紧紧包裹住，要想释放必须通过各种消化液进行破坏和压榨，这个过程不仅缓慢而且费力。因此整个过程中糖是缓慢释放入血液的，胃肠对能量和营养素的感知也是循序渐进的。

换成苹果汁则不一样，喝的过程几乎不需要用到牙齿，于是大脑收到的信息是："哦，他在喝水。"一杯苹果汁下肚后，胃爱理不理直接让它匆匆流过，小肠则拼命吸收游离在液体中的各种糖，因为它猝不及防就像洪水一样涌过来，而能量感受器也觉得这是一大波突然过来的热量。血糖和其他激素的反馈是不一样的，哪怕这些差别再微弱，也构成了我们千差万别的健康状态和体质。因此无论是可以感受到的饱腹感，还是看不见、摸不着的肠胃对水果和果汁的迥异感受，都在提示我们：水果和果汁是两种完全不同的食物，如何选择一定要谨慎。

很多营养学研究者也发现了液体与饱腹感的关系，因此学界出现了很多针对饱腹感和"喝糖"问题的研究。研究发现，我们的身体对喝和吃这两个过程的处理态度迥异，继而引出"热量补偿机制"这个概念。简而言之，我们以固体的方式吃下热量的时候，身体和大脑都会觉得"吃了食物"并且有饱足感和满足感，自然会在其他进餐时间少吃一点。然而如果同等的热量是以液体的形式被"喝下去"（比如含糖的饮料、含有脂肪的奶茶）的，我们就很少会在其他就餐时间少吃一点，有时甚至遭遇负的热量补偿机制作祟，多吃一些。反复强调"不要把热量喝下去"，是有科学依据的。

要说果汁争议最大，那么含乳饮料必然紧随其后。而含乳饮料中名声最不好的当然要数奶茶。

奶茶到底能不能喝？

我们经常看到一些人在戒糖餐单里明确写出"千万不能喝奶茶"，也经常看到一些人抨击当下的年轻人喝奶茶喝到健康垮掉。奶茶仿佛成为与可乐一样的负面食物的代名词。这里我就从食品科学的角度说一下奶茶与戒糖之间真正科学而理性的关系。

马来西亚、泰国等东南亚国家流行一种"拉茶"（Teh Tarik），做法其实与港式奶茶非常接近，因为有两个杯子拉来拉去起泡的炫酷过程，才被命名为"拉茶"。而真正把奶茶"零食化"的"罪魁祸首"，其实是大名鼎鼎的珍珠奶茶，来自中国台湾。奶茶这种原本跟咖啡差不多的饮品，一下子变成了少女手中漂亮的小零食。大部分台式奶茶不仅添加了"植脂末"这种口感绵密而且浓郁的"小恶魔"，其中的珍珠、芋圆、红豆、椰果、仙草、布丁、爆珠等五花八门的东西也正好成就了奶茶"零食化"的丰富口感，从而彻底把奶茶变成了增胖利器。

　　既然说到作为奶茶"绝佳拍档"的加料，当然要顺带说一下它们都是什么东西，含不含有快消化碳水化合物。

　　如今被大肆批判的奶茶中，有一部分奶茶为了降低成本和便于制作，使用红茶底加上氢化植物油（不一定含有反式脂肪酸，只要氢化足够完全）。这样的奶茶其实是"油茶"，自然没有牛奶的营养，倘若又加了糖，那跟加了糖和油的空热量饮料没有什么区别了。同时，奶茶中的茶，是由茶粉或茶叶冲泡的茶水，因此会含有一定量的咖啡因。尤其是那些口感比较浓厚的拉茶、港式奶茶，其咖啡因含量丝毫不比一杯咖啡或者运动饮料低，所以在喝这类奶茶的时候不仅要额外控制饮用量，避免能量、糖、脂肪过剩，还要小心咖啡因带来的负面影响。

　　除了常见的植脂末奶茶和鲜奶茶外，很流行的奶盖茶也属于调味茶饮。奶盖茶的主体是清茶，上面漂浮的"奶盖"由奶酪粉外加糖和盐调味，以及少量打发奶油制成，其脂肪含量比较高。如果清茶中不额外加糖的话，奶盖的含糖量通常也不会太高。

　　能不能喝奶茶，完全取决于你喝的是真的奶茶，还是"油茶"。加糖并不是奶茶的"锅"，而是你自己吃糖的错。咖啡也是同理，很多美式咖啡只是一大杯冲了水的咖啡，再加一包糖、一个"奶精球"，也是非常不健康的喝法。

　　用"茶+植脂末"制作的奶茶，真的只能叫"油茶"。这类"奶茶"的名字的确有误导的倾向，因为只有添加纯牛奶的茶才是真正意义上的"奶茶"，而不含有纯牛奶，仅仅带有极少量乳制品的植脂末的奶茶跟奶真的没多少关系。虽然强行称这类植脂末制作的饮料为"油茶"不合适，但是叫"奶精茶"不过分吧？

　　要想健康地喝奶茶，请多花点心思在询问产品制作细节后，再考虑喝还是不喝，问清楚是鲜奶做的，还是植脂末做的。只有搞清楚你喝的是什么，才有可能安排好总体饮食。

奶茶中究竟有多少"糖"？

不可否认，如今大众对奶茶的刻板印象是"含糖饮料"。而且有些微信公众号文章甚至过分污名化一些奶茶，说一杯奶茶"即使不加糖，还是含有很多糖"，这个时候我需要科普一下为什么不加糖的奶茶还是有很多糖。

- 牛奶本身含有 5% 的乳糖，如果不用更加精确的化学分析方法，而是普通的单双糖分析法，是无法确认一杯奶茶里的糖是添加糖还是天然乳糖的。所以一杯 500 毫升完全不添加糖的奶茶里面如果有 200 毫升牛奶，此时检测依然会显示这杯奶茶差不多含有 10 克糖，因为是来自牛奶中的乳糖。

- 奶茶不加糖，却加了很多黑糖珍珠、椰果、布丁、红豆，而这些辅料为了口感几乎全是泡在糖浆里的，因此一杯加料的奶茶含糖（加料连带糖水）非常正常，并不是商家偷偷给"不加糖的奶茶"加糖了。

- 以抹茶奶茶为例，很多商家买的抹茶粉本身就含有糖，因此做成的奶茶即使不额外加糖，也是有糖的。另外，部分奶茶在制作过程中使用的"植脂末"也自带添加糖（见图 9-2），所以即使在点奶茶的时候叮嘱不额外加糖，成品奶茶里也已经自带不少糖了。

【产品名称】植脂末 T90
【配　　料】葡萄糖浆、乳粉等
【生产日期】见标签打印处

图 9-2　某植脂末产品说明（局部）

只有标准化的自制奶茶和按照程序操作的"不加料茶拿铁"，可以确保几乎没有添加糖，其余问题都来自参差不齐的行业规范，而不是奶茶本身。

既然奶茶并不是不能喝，那怎么喝这种饮料最合适呢？《中国居民膳食指南（2016）》推荐"吃各种各样的奶制品，相当于液态奶300克"。这个量的牛奶差不多可以做成两杯奶茶，而茶本身几乎没有热量，所以如果是用牛奶制作的奶茶，喝上两杯是没有问题的。显然加糖并不包含在上述指南内，因此这两杯奶茶仅仅指"牛奶＋茶"的饮料，而并非市面上销售的大部分奶茶。

我坚持每天拿按上述标准制作的奶茶和咖啡作为早餐和饮料长达10年，因为我喜欢把牛奶和茶或者咖啡混合纳入日常膳食。如果你实在不愿意自制奶茶，想在外面买，可以选择目前市面上用"鲜奶＋茶"制作的"茶拿铁"，比较符合"奶＋茶"的标准配方。

乳酸菌饮料为什么有那么多糖？

在含乳饮料中，另一个讨论的热点就是酸酸甜甜的乳酸菌饮料。乳酸菌饮料的种类非常多，名字也很容易混淆，我会在后面的章节具体科普乳酸菌类饮品的各种名称和含义。这类饮料也是饮料中的含糖大户，要归因于它们略带乳酸的口感。我们都知道，各种味道搅在一起反而会让人"不识滋味"。当酸和甜在一起的时候，甜就不显得那么突出了。比如浓柠檬水，如果不来点蜂蜜或者白糖，似乎酸得很难喝下去；无糖酸奶的接受度在全世界都不高；糖醋排骨尽管需要用很多糖，但是很少有人觉得这是道"甜菜"，因为醋的酸味和盐的咸味冲抵了单一的甜味。同理，在日常烹饪中，也有一些小窍门用来补救太咸的菜肴，比如放糖。可以理解为，食物中各种味道之间是可以强化或者抵消的，酸和甜是互相冲抵的味道，所以在酸含量较高的食物（比如乳酸饮料、山楂、酸枣糕、酸梅汤）中，其实较高的含糖量才能让你觉得"刚刚好"。这也是为什么冰糖葫芦通常需要用酸度较高的山楂做，我们才觉得刚刚好。而正是因为这种能蒙蔽我们的口感，在选择各类有酸味的食品时，千万不要认为尝不出甜味就说明一定不含糖或者只含很少的糖，说不定含糖量比一般食物高不少呢！

代糖，如何使用最合理？

　　尽管代糖有一段历史了，但目前科学界关于代糖的研究还正如火如荼。早在两个世纪以前，第一款被偶然发现的甜味剂——糖精（邻苯甲酰磺酰亚胺）就已经诞生。在后来很长一段时间里，糖精对健康的影响都没有被确认。糖精廉价却有着高效能的甜味，很多食品都会添加它来代替更加昂贵、需求量也更大的糖（并不是为了健康，而是为了降低成本），因此"代糖"这个词一开始是这样被应用的，意思是更加廉价的代替糖的甜味剂。

　　后来糖精对健康的风险逐渐被人们重视，陆陆续续有动物实验表明糖精对鼠类有致癌作用，但是由于剂量和实验体都无法直接证明对人类的健康风险，因此糖精还处于"健康风险未知"的状态。而美国还一度因为动物实验的负面结果禁止将糖精作为代糖使用，因此一直以来以糖精钠（糖精的钠盐）为代表的很多代糖，都背着不太好的名声。后来，美国食品药品监督管理局多次证明糖精钠和其他人造高强度甜味剂属于"对人体没有明显害处"的添加剂，并且将其列入"基本安全名单"，即没有足够证据表明这些添加剂对身体有害。但是对于入口的东西，人们总会多留一分心。尤其是它除了甜，对身体并没有其他益处，还指不定有害，这也是至今代糖在人们心目中都很少有正面形象的原因。

以糖精为首的人造高强度甜味剂（还包括阿斯巴甜、三氯蔗糖、安赛蜜）始终不得人心，不仅仅是因为健康风险的阴影，更是因为口味实在欠佳，在甜甜的味道之后总是藏着挥之不去的金属怪异感。于是很多年后，终于出现了一系列更加贴近自然的甜味剂，高强度甜味剂才真正以"更健康"的名义充当代糖的角色。

其中比较有名的就是甜菊糖，它是由甜叶菊这种植物的叶子磨成的粉末，也可以通过化学提取方法把甜菊苷这种甜味物质提纯出来，它的甜度同样比蔗糖高出几百倍，因此属于高强度甜味剂。甜菊糖也不是碳水化合物的结构，因此并不在人体内提供热量，从而可以作为没有热量的甜味剂使用。

与前面的"人工代糖四兄弟"相比，甜菊糖可是贵了好几倍，这就导致它不太可能作为更便宜的替代品代替白砂糖。因而甜菊糖的使用目的主要是赢得更加注重健康和减糖的消费者的青睐，所以它的出现才是如今真正"健康代糖"的形象。关于甜菊糖的安全性，暂时并没有负面的结论，主要原因是甜叶菊在被"星探"发现之前，就已经默默无闻地在南美洲被当地人食用了很多年，这就足以证明它的高度安全性。同样的情况还有近年来开始流行的罗汉果甜苷，我国人民非常理解罗汉果甜苷也能作为安全的代糖，是因为饮用罗汉果茶这么长时间，已经充分了解它对身体确实没有什么害处。

无论是人造高强度甜味剂，还是后来发现的更加安全也更加昂贵的天然高强度甜味剂，对于消费者来说，它们作为代糖的最大意义是让人在享受甜味的同时不过多摄取热量，也不至于在减重、减脂的过程中

第 9 章
所谓戒糖，你该怎么做？

一点甜味也享受不到。**所以我们一定要正确理解代糖的角色，它是糖的替代品，并不是"可以放心吃的无热量甜味剂"**。毕竟代糖对身体并没有任何益处，反而会刺激我们对甜味的感受，让我们更加嗜甜。可能我们本来不需要喝那杯甜饮料，但听说是代糖做的，反而多喝了几杯。虽然那几杯代糖饮料的热量并没有多少，但是其中添加的甜味剂、酸味调节剂、增稠剂、色素、香精对身体无一不是一种刺激和负担，这样反而给我们带来额外的负面影响。

就让各种代糖留在它们该在的位置，仅仅在你需要加糖的时候，考虑用代糖。而对于不该吃的食物和不该喝的饮料，也绝不能因为它们是代糖产品就无条件接受，否则只会滥用甜味剂，无端让自己的身体吸收了更多的添加剂，增加代谢的负担。

糖尿病病人的饮食其实值得我们学习?!

说起糖尿病病人的餐食，很多人的脑海里一定是那些寡淡无味又充满诡异代糖的无趣食品，连水果他们也只能选择酸苦参半的西柚，以及莓类等几乎吃不到甜味、含糖量也确实很低的水果。的确，一旦确诊糖尿病，相当于确认了身体没办法正常处理血糖这个事实。所以正确的逻辑并不是马上给身体提供处理糖的外力（比如注射胰岛素），而是不再去挑战身体处理糖的底线，然后着手去除那些阻碍身体处理糖的因素，从而尽可能恢复本来对糖的运用能力。即使糖尿病病人通过药物和饮食长期把血糖控制好，也没有办法恢复到得糖尿病之前那种收放自如的控血糖模式。"一旦确诊糖尿病，纵欲从此是路人"这句话千真万确。但是我想说的是，如果不想得糖尿病，以及各种与代谢相关的慢性病（心脑血管疾病、癌症、痛风），控制食欲几乎是每一个人的必修课。注意，这里的"控制"是指我们对自己行为后果的一种理性预知以及觉察，而不是压抑欲望。如果还不明白觉察与压抑欲望的区别，建议先不要开始对当前饮食进行大幅度调整，而是厘清自己当前的生活价值排序以及对饮食的要求。而明白生活习惯需要觉察的读者，就可以开始管理口腹之欲，这会大幅度降低在人生后半场收拾身体健康残局的概率。

为什么我提倡适度学习一下糖尿病病人的饮食？在他们"枯燥"的饮食背后，你不仅会发现"这样吃在理论上竟然非常健康"，还能得到很多启发。原来觉察欲望并没有这么难，只要懂得原理再用上一点点信念就能甘之如饴，而且糖尿病病人之所以需要这么吃，完全是因为尊重身体本来的需求，而并不是纯粹地对抗欲望。

那么我们来看看糖尿病病人的饮食原则究竟是什么，它背后的逻辑又是什么。

控制总热量

糖尿病听上去似乎是糖代谢机制产生了障碍，但是身体实际上并不会把糖代谢和能量代谢分得那么清楚。在体内，细胞对各种供能营养素的代谢都是以来料加工的形式把它们变成 ATP（三磷酸腺苷）这种储存能量的化学形式。如果面临总能量过剩的情况，细胞中产生能量的线粒体就会面临很大的氧化压力。所以很多糖尿病病人在患病前常常有体重或者体脂上的问题，要么是超重，要么是腰围超标（腰腹型肥胖），要么是因肌肉萎缩而脂肪松软（隐形肥胖），总之都与饮食中热量过剩有密切的关系。

要相信身体内外的压力是一体的，当你过量进食的时候，不仅你的胃会有过载的感觉，细胞也同样会感受到负重超载。细胞开始对抗这种过大的能量流时，便采取"胰岛素抵抗"模式，这也是我们熟悉的糖尿病前期的发展状况。

无论是吃了过多的快消化碳水化合物导致体内血糖长期处于一种

较高的水平，还是单纯能量过剩给身体造成一种氧化压力，都会对细胞应答胰岛素产生负面影响，从而促成胰岛素抵抗过程的产生。

控制快消化碳水化合物和糖

在前面阐释快消化碳水化合物和糖对代谢的挑战时就已经解释得非常清楚，对于任何不缺乏能量的人来说，消化速度快以及将葡萄糖快速释放入血液的过程都不利于身体的正常运作。糖尿病病人处理葡萄糖的"部件"发生了障碍（胰岛素抵抗），导致血液里积压的葡萄糖更加无法被细胞消耗掉，因此严格控制快消化的碳水化合物（包括糖）对于这类病人来说就不是鼓励，而是必须了。顺便说一句，如果我们在健康的时候不懂得节制和顺应，身体往往会用某种疾病迫使我们节制与顺应，而这种被迫的滋味确实不太好受。毕竟主动的节制还能收获心理上的舒适与自由，而被迫的节制往往只能让人感受到懊悔与无奈。我在这里同样希望，即使存在胰岛素抵抗或患有糖尿病，也需要将其看作提醒自己健康地生活的契机，这样疾病不仅不会继续发展，或许还有更多机会解锁新的平衡饮食和健康生活的技能。

"塞翁失马，焉知非福"就是这个道理。

控制钠的摄入量

钠是什么？它是一种非常常见的阳离子，更形象的说法是我们经常吃的食盐中的"一半"，另一半是氯离子（此处的一半与体积和重量均无关系）。钠是人体内必不可少的一种阳离子，它对血压和血液的酸碱度有着重要的调节作用，也是细胞膜上主动运输很多物质的钠离子泵的必需物质。缺钠会让我们陷入低血压和低钠血症的病理状况，轻则乏力，重则危害身体基本功能运转，甚至会引发休克等严重问题。

钠是我们必需的营养素之一，但是我们极少听说有人缺钠，大部分健康行业从业者反而都会劝大家少吃盐（盐主要是氯化钠），是什么原因呢？这是因为钠广泛存在于很多天然食品中，芹菜、茼蒿、茴香和海产品都天然含有较高量的钠。只要均衡饮食，保证适当摄入这类蔬菜和海产品，就很少有人真的会因为饮食缺钠，而大多数缺纳的情况是由流汗过度、电解质流失引起的。在如今的饮食结构中，加工食品是含有添加盐特别多的一类食品，面包、饼干、腌渍食品、蜜饯、罐头食品都是含钠重灾区，再加上日常烹饪、外出就餐和外卖菜品中调节口味的盐、味精、鸡精等调味酱料的加持，吃盐（吃钠）过度就与吃糖一样成了公共卫生问题。

而吃盐与吃糖对身体的影响并不一样，因为糖的主要用途是供给碳水化合物的主体，供能以及与其他物质合成机体组织等，但是盐中氯化钠的钠离子却是一种会直接进入血液的阳离子，并且对血压和排尿产生一系列的直接作用。而且吃盐过度被发现与心血管疾病、慢性肾病以及胃癌具有一定的关联性，从而会加重高血糖带来的血管内皮损伤，提高患心血管病的风险。所以在戒糖的同时保证适当的盐摄入量，不仅有助于纠正爱吃"重口味"食物的毛病，还可以双管齐下地保护我们的心血管系统。

当然，控制热量、快消化碳水化合物和钠的摄入只是糖尿病病人的饮食中最重要的三点。对于代谢异常的人来说，保证膳食平衡以及高质量食材的日常饮食是永远离不开的那一剂良药。通过糖尿病病人的例子，我想告诉所有的读者，控制快消化碳水化合物摄入并不只是一个时髦的潮流饮食法，也不仅仅是变得更漂亮、更年轻的工具，它其实是深深植根于身体代谢平衡的一种理念，代表着对任何强烈诱惑的觉察力。

针对不同热量需求的戒糖饮食食谱

这里我给出具体的食谱，希望帮助大家树立更好的健康餐盘理念，不仅要在食材的选择上拓宽思路，更要在搭配比例上实现平衡。

从最低能量摄入标准 1 600 千卡开始。这份食谱（见表 9–1）适合体重 50 千克左右的成年女性，以及需要减肥和控制腰围从而进行热量限制的更大体重的人群。总体来说，这属于较低热量的正常饮食（不算节食），不仅对游离糖和碳水化合物进行了有意识的控制，而且符合健康餐盘的基本原则，是可以每天实践的食谱。

表 9–1　1 600 千卡食谱示例

早餐	午餐	晚餐	加餐
煮鸡蛋	凉拌豆腐芹菜丝	清蒸鱼	坚果 1 把
无糖杂粮豆粥 1 碗	清炒西蓝花	红烧豆腐	苹果 1 个
牛奶 250 毫升	黄瓜虾仁	清炒芦笋	猕猴桃 2 个
小番茄 5 个	魔芋粉丝	蒸紫薯半个	无糖酸奶 1 杯
300 千卡	500 千卡	500 千卡	300 千卡

1 800 千卡食谱（见表 9-2）适合从事轻体力活动但想控制总热量的 70 千克左右成年男性。这套食谱注重饱腹感和低热量，尤其适合需要减重或者有减脂需求的男性，或者中等以上体力活动量的女性。

表 9-2　1 800 千卡食谱示例

早餐	午餐	晚餐	加餐
煮鸡蛋	凉拌海带丝	清蒸鱼	坚果 1 把
杂粮饼卷蔬菜 1 份	清炒莜麦菜	芹菜炒豆干	苹果 1 个
牛奶 250 毫升	冬菇蒸去皮鸡肉	清炒芦笋	猕猴桃 2 个
坚果 1 把	杂粮燕麦米饭 1 碗	蒸紫薯半个	无糖酸奶 1 杯
400 千卡	600 千卡	500 千卡	300 千卡

2 000 千卡食谱（见表 9-3）在营养成分表上是一个非常标准的"能量摄入模型"，符合中等体力活动量的 70 千克成年男性的能量需求。这个需求适合绝大多数不需要减重和减脂的男性，属于"开心吃饱，克制欲望"的类型。

表 9-3　2 000 千卡食谱示例

早餐	午餐	晚餐	加餐
鸡蛋灌饼	土豆烧牛肉	清蒸鱼	坚果 1 把
蔬菜沙拉	清炒西蓝花	番茄炒蛋	苹果 1 个
牛奶 250 毫升	杂豆蘑菇炖鸡肉	鱼香肉丝	香蕉 1 根
坚果 1 把	玉米米饭 1 碗	玉米 1 根	无糖酸奶 1 杯
500 千卡	700 千卡	500 千卡	300 千卡

最后是 2 400 千卡食谱（见表9-4），不要误认为这属于"放开吃"的类型。不同的能量需求一定是符合不同身体代谢基础人群的"平衡饮食"，所以即使能量越来越高，也不意味着饱腹感一定越来越强。"食而有节"是每个人都需要记住的健康法则。即使是那些出于某些目的需要增重的人，只要目的是健康增重，就不应该敞开吃高热量而低营养密度的食物。

表9-4　2 400 千卡食谱示例

早餐	午餐	晚餐	加餐（2 次，可替换食材）
鸡肉番茄杂粮面包三明治	咖喱蔬菜鸡块	香煎三文鱼	坚果 1 把
蔬菜沙拉	青椒炒藕片	节瓜虾米粉丝	苹果 1 个
牛奶 250 毫升	清炒虾仁玉米粒	炒五彩杂蔬	香蕉 1 根
煎蛋 1 个	红豆米饭 1 碗	蘑菇鸡肉杂粮炒饭	无糖酸奶 1 杯
600 千卡	700 千卡	500 千卡	600 千卡

细心的读者可以看出，这里的食谱在总热量较低的前提下，选取了营养密度特别高而热量偏低的食物，同时注重饱腹感，避免让人产生节食的感觉。而在热量逐渐升高的过程中，我并没有贸然加入各类油脂高的食物，也没有用"多吃一碗饭"的粗暴办法填补热量缺口，而是把菜谱中同类的食物相应地换成了能量和营养素都匹配的食材。比如豆腐变成了豆干，西蓝花变成了青椒、藕片这类淀粉含量更高、热量更充沛的蔬菜。同时也要注意烹饪的手法，能量需求更高的时候，我对不饱和脂肪酸的需求会相应提升，因此需要适当增加烹饪用油（最好使用高油

酸比例的植物油），比如水煮蛋变成了煎蛋，清蒸鱼变成了香煎鱼，蒸薯类变成了杂粮炒饭等。这也体现了"没有人需要额外的空热量"这一重要思想。

　　同时我要额外解释一下"加餐"的概念，其实加餐不代表要在两餐之间加入，完全可以随着正餐加入。考虑到读者异质性特别高的饮食习惯，各食谱才以"加餐"的形式列出来。从健康人保持稳定血糖的角度来说，尽可能不在两餐之间吃零食才是更加有利的做法。

低碳水化合物烘焙的秘密

　　除了含糖的甜饮料外，另一个非常大的添加糖和淀粉来源要数烘焙食品。西方有大名鼎鼎的布朗尼（以非常厚重的巧克力为基底的蛋糕）、诱人无数的甜甜圈（一个炸面包覆以厚厚的糖霜）、夹心饼干、曲奇、威化、巧克力饼干棒、能量棒等以添加糖为主的烘焙食品；我国也有各种各样的烘焙小甜点，比如红糖发糕、甜馅饼、枣泥糕等以加糖粮食和豆类为主的小吃。两者的区别在于口味和场合，我国的各种加糖小吃虽然也存在添加糖和淀粉过剩的问题，但是因为用料上更讲究取材于天然的豆类（豆沙）和谷物（麦芽糖），总体来说质量仍比西方高度加工的烘焙食品略占优势。

　　可是回到添加糖和淀粉的问题上，无论东方还是西方的烘焙产品，基本上都是一种能量分配极其不均衡的食品。烘焙将面团（主要以小麦粉为基础）的膨胀和定型作为食品加工的核心步骤，因此对淀粉的需求量一定非常大，在此就不说对油脂的需求了。所以烘焙食品是一种以淀粉为主要能源的食物，再加上糖的"搅和"，就成了不折不扣的快消化碳水化合物来源大户了。

　　除了食品成分的问题，烘焙还通过化学蓬松或者生物发酵的方式让原先结构致密、水分含量高的面团"胀"了起来，在这个过程中，整个面团变得多孔而疏松。蓬松而柔软的口感是烘焙食品令人如此着迷的一大原因，也非常符合人类快速获得能量的需要。然而问题在于，这种疏松的结构进一步增加了发面团与肠胃中消化液的接触面积，所以比原始的小麦要更快速地被转化成可以吸收的糖进入血液。因此除了油脂（会阻碍血糖升高）之外，发面食品的血糖生成效应通常比原材料更加明显，这也是我们在安排膳食时需要考虑的一个因素。

而糖在烘焙食品中除了提供非常重要的甜味外，更重要的是增加体积、保持水分、稳定结构、作为酵母的饲料等多样而缺一不可的作用。所以在食品工业里，饮料使用代糖或许只要解决口味的问题，但是在烘焙食品里用热量更低的代糖需要解决的问题就太多了。再说，即使解决了代糖的问题，还有淀粉含量高的问题需要解决。淀粉和适量的谷物蛋白质会带来软糯和海绵般的口感，因此也很少有其他淀粉含量低的粉类能够代替。在烘焙食品的问题上，距离出现能够代替糖、快消化碳水化合物，同时还能保证口感的产品，可能还有很长的一段时间。

所以面对这类食品时，我们的应对办法如下。

• 把它们当作偶尔吃的零食，尽量不要作为主食的一部分。

比如，以前可能每天早上要吃两个花卷，喝一碗粥，那么可以把花卷换成其他蛋白质含量更高的食物，而仅仅在特别想吃的时候来一个，同时把粥换成一碗豆花。蛋白质与淀粉类食物混合搭配，就会对血糖友好很多。

又比如，我们可能把三明治面包作为午餐的一部分，而如今可以时不时把这部分换成非烘焙类的意大利面、杂豆沙拉等作为主食的替代品。这一思路就是让我们不要对烘焙食品产生"餐餐都要吃"的习惯性依赖。相较于谷物本身，烘焙食品是一种加工食品，不仅会损失一部分营养素，还会在加工过程中或多或少增加一部分谷物中原本没有的食品添加剂。因此让烘焙食品成为零食是一种思维的转换，它深层的意义是切断烘焙食品与必需食品之间的联系。

- 在烘焙食品中加入更多蛋白质、膳食纤维和健康油脂。

正如前面所说的，混合膳食有助于保持血糖稳定，如果想降低烘焙食品对血糖的影响，就需要运用"混合化"这一思维。如果能自己制作烘焙食品，就尽可能使用一部分全谷物磨成的粉末（全部代替可能会让口感过于粗糙），然后加入鸡蛋、牛奶、奶油等辅料。比如加入部分荞麦粉并使用牛奶做成牛奶荞麦馒头，其营养价值可能比普通白面馒头更高，对血糖也更友好。如果没有自己制作烘焙食品的习惯，而是更倾向于购买现成的烘焙食品，那么在进食的时候尽量丰富食物的种类就是应对之策。比如不要饿了就抓起两块夹心饼干啃，而是泡上一杯茶，吃一点坚果，然后再来一块小饼干。这样的小心思也更能让我们养成"对食物用心，对身体觉察"的多元化进食好习惯，不仅仅是生活习惯上的一小步，更是健康意识上的一大步。

这些甜蜜饮料喝了还不发胖

　　既然含糖饮料是我们摄入添加糖的第一大户，果汁饮料也富含游离糖，并不适合日常大量饮用，那么对于实在喜欢甜甜口感的读者来说，有没有健康而且低糖甚至无糖的甜味饮料偶尔代替喝水呢？

　　还是有的，而且我国有特别多类似的天然又有淡淡甜味的饮料，这里推荐几款可以自己制作的饮品。其中大部分食材随处可以买到，而少部分需要采购新鲜食材的，则适合在各种朋友聚会的场合中代替甜饮料作为健康可口的美味饮品。

- 罗汉果薄荷茶：罗汉果天然的甜味（来自罗汉果甜苷）加上薄荷的清凉口味代替甜汽水和冰红茶非常合适，特别适合夏天冰镇后喝。罗汉果和新鲜薄荷叶加入热水冲泡，冷却后加入新鲜的薄荷叶，还可以加入无糖的气泡水模拟碳酸饮料。
- 芦荟椰青汁：椰青的汁不等同于椰汁，更不是椰奶，而是椰子里储存的那部分汁水。它的主要成分是天然存在的糖和矿物质，含糖量为 2%~5%，因此可以作为天然的含糖饮品，也可以配合不加糖的芦荟作为非常好的夏日待客饮料。不过要注意，椰青中的糖也算游离糖，因此这款饮料严格来说类似于清淡的果汁，不宜日常代替水大量饮用。

- 西瓜黄瓜柠檬草茶：西瓜汁或许让人着迷，好喝得停不下来，但是西瓜片泡的水更适合作为日常饮料，你也不用担心糖分问题。西瓜加黄瓜会让水变得更加"小清新"，而预先用柠檬草泡好的水放凉后再加入西瓜和黄瓜则可以完美凸显醇厚而清爽的口感。
- 甘草桂圆枸杞茶：甘草也是天然带有甜味的一种草本植物，它的甜与罗汉果的甜非常类似，是那种具有独特草药口感而醇厚的甜味，因此需要配合其他带有类似甜味的水果，桂圆和枸杞就是非常合适的两种。

市面上的代餐饮品真的靠谱吗?

代餐奶昔也是近几年火遍全球的食物,因为很多人的饮食都有一个通病——能量过剩而营养素不足,所以代餐这种弥补性食物应运而生。为什么说它是弥补性食物呢?那是因为我们本身不需要代餐,也不需要膳食补充剂,但这是理想的健康状态,也是身体自我修复能够达到的最佳状态。而现实并非如此,只有极少数自我健康觉察力高(这里不用自控力,因为高度的健康管理靠的并不是毅力)的人能够长期保持恰到好处的饮食和运动,拥有长期稳定的信念和心理支持。所以我们不仅有很多妥协的办法,也有很多依靠科技补救的办法。这些办法的确可以在我们不愿意或者不能马上改变的时候,帮助我们减少对身体的伤害,属于补救措施。

而代餐就是典型的这种食品。代餐,顾名思义,既顶饱又能补充一部分营养素,但是热量比一顿不太合理的正餐低不少。所以它是为那部分出于种种原因没办法自己恰当地搭配三餐的人设计的,用来代替不太健康的某一餐,进而弥补那一餐的热量摄入。代餐也可以提升饱腹感,作为一种营养和热量更加匹配(与传统的加工型零食相比,比如薯片、饼干等)的加餐或者零食来减少一天的热量摄入。所以代餐适不适合，一定要综合看一天总体的饮食质量，而不能武断地认为食用代餐会更好或者更不好。那么代餐的设计究竟怎样才算合理，它又与降低快消化碳水化合物有哪些联系呢？

首先是饱腹感，如果吃了代餐还很饿，那就失去了代餐的最大意义。因此合格的代餐通常把慢消化碳水化合物放在很重要的位置，其中包含抗性淀粉、膳食纤维等一系列延长消化时间的食材。常见的"圆苞车前子壳粉"就是一种以膳食纤维为主的食材研磨成的粉，通常作为功能性食品的添加剂，不仅可以作为膳食纤维的良好食源性补充来源，更是在代餐中扛起提升饱腹感的重要角色。

蛋白质是另一个重要的营养来源，而且能增加饱腹感。代餐中供能最多的要数蛋白质，否则很难代替正餐的营养。很多代餐都以奶昔的形式命名，原因是配料表的第一位通常被脱脂乳粉或者乳清蛋白粉占据，喝起来味道总是类似乳饮料。但是选择这类奶昔代餐的时候，要留心三点。

第一点是不要选择含有糖和人工甜味剂的产品，这与前面说的戒糖和戒甜是一个道理。既然已经选择代餐，就不要用过度的甜味去刺激味觉。当然，市面上的产品都会尽可能把味道调得让消费者的接受度更高，但合理的代糖应当以糖醇为主，辅以甜菊糖这种更加接近自然口感的天然代糖。

第二点是营养素是否能够代替 20%~30% 的量，这也是衡量代餐营养是否合格的一个重要因素。蛋白质既饱腹又起到维持身体氮平衡的作用，因此是代餐最基本的要求。如果按照 30%—40%—30% 这样的营养素能量分配比例安排三餐的话，那么早餐代餐的蛋白质达到 8~21 克才算比较合理。除了蛋白质外，必需脂肪酸也是优秀代餐需要考虑的点，尤其是中国人普遍存在吃海鱼不足的问题，因此Omega–3 不饱和脂肪酸摄入不足是个通病。此外，维生素、矿物质也是高质量代餐需要顾及的点，在这里就不过多叙述了。

第三点是热量占比是否低于营养素所占的比例。这个听上去比较拗口，但是描述了代餐的"精髓"——用较低的热量去换较高的营养素和饱腹感。毕竟我们减脂或者减重的目的依旧是健康（美也以健康为前提），不能为了逃避一顿饭而吃代餐，所以代餐的的重要目的在于制造能量差。因此判断代餐值不值得吃还有个高阶的办法，即看它的热量占比是多少，再看看它的微量营养素占比（优秀的代餐通常会标示出来）是多少。我们自然希望热量占比低于微量营养素占比，这就意味着更大的营养素密度。

营养素密度 =100 克食物含有的营养素/100 克食物含有的热量

所以在减脂过程中，判断是否需要代餐是一个很重要的问题，如果真的决定选择代餐，就要按照上述办法判断是否值得选择。在选择时，需要避开用糖或者甜味剂等刺激性口味来"虚假满足"口腹之欲的代餐，这样的代餐更像以一种不良方式发泄食欲，而不是真正帮助我们管理胃口。我们一定要明白，代餐只是为我们提供适度的饱腹感与饥饿感，摆脱过度进食和减少热量摄入的权宜之计。如果吃的是甜甜的（虽然低热量）代餐，我们不仅不会养成良好的饮食习惯，反而大概率上会变成无糖不欢者，甚至依赖甜代餐奶昔，这才是健康上的最大损失，同时还会白白花掉一大笔钱。

戒糖的另一种方式：轻断食

什么是轻断食，它真的科学吗？

　　说到戒糖，很多人的初衷或许就是单纯地减肥或者保持更好的身材。但是从根本上来说，戒糖和限制快消化碳水化合物是回归一种更自然、更平衡的饮食模式。无论是需要减至健康体重的人，还是单纯想预防代谢病的人，抑或是已经产生胰岛素抵抗和患糖尿病的人，远离游离糖，保持长期稳定且处于正常低位的血糖水平都是百利而无一害的做法。

　　而说起稳定血糖与体重和代谢病的关系，我就不得不把另一个与戒糖息息相关的饮食模式拿来做分析，即非常著名的"轻断食"。"轻断食"这个词风靡全球是从麦克尔·莫斯利博士开始的，他的两部著作——《轻断食》和《轻断食：戒糖篇》提供了新颖而实用的饮食指导。麦克尔是医学博士，他的著作自然有严谨而科学的医学知识作为理论基础。其实早在他的著作推广与科普轻断食这个概念之前，科学界就证实，有意识地限制饮食热量对很多动物有延长寿命的作用，而且中国古代智慧也早就有关于饮食的哲学，如饮食有节、饭吃七分饱等。越来越多流行病学实验也在提示我们，限制热量对人类或有降低各类代谢病风险的作用，所以目前是营养学界非常热门的研究项目。那么轻断食跟戒糖有什么关系吗?

　　轻断食对应的词是传统的断食。传统的断食通常与宗教仪式(比如辟谷、斋月等)紧密相关,缺乏足够多健康证据的支持,而且一般人并不容易将其纳入相对忙碌的日常生活中,所以很少被大众接受。轻断食则不一样,根据个人总结,其实有 4 种从严格到日常的轻断食模式(见图 10-1)。

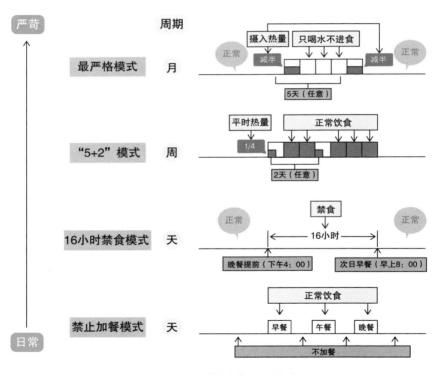

图 10-1　轻断食的四种模式

- 最严格模式：一个月中的某 5 天循序渐进地断食，即首末 2 天热量摄入减半，中间 3 天只喝水不进食，而当月其他时间正常进食。

- "5+2" 模式：这个也是麦克尔·莫斯利博士提出的一个改良方法，即以周为单位，选择任意 2 天（可以不连续）进行热量限制饮食——只吃平时热量的 1/4，其他 5 天正常进食。

- 16 小时禁食模式：这个模式更加友好，即每天只要保持 16 小时不进食任何有热量的食物和饮料，而其他时间正常进食。最简单的做法就是，提前 2 小时吃完晚餐，下午 4 点到第二天早上 8 点之间不摄入热量，之后又可以开始美美地吃一顿正常的早餐了。这中间涵盖了 8 小时的睡眠时间，所以剩余的时间被拆成睡前和醒来后就显得没那么突兀了。这个模式的好处在于不需要改变饮食的总热量，而仅须拉开两顿饭的进食时间，刻意制造一段并不难熬的"禁食"时光。虽然它对体内代谢指标的改善不如标准的热量限制断食法，但是比起一天五顿饭这种频繁的进食方式，改善效果显著。

- 禁止加餐模式：这是我根据很多咨询客户的具体情况设计的非常简单的操作方法。这种模式听上去非常普通，不就是吃正餐但不吃零食吗，为什么也能称之为轻断食？原理很简单，轻断食与自由饮食的最大差别在于制造一个禁食区间，而这个禁食区间正是我们身体需要经历并用于调整代谢问题的窗口。对于那些什么都不愿意改变的人来说，仅仅是管住吃零食的嘴，在正餐期间正常进食，对他们的身体都是有好处的，因为争取来的这三个禁食区间（早餐和午餐之间，午餐和晚餐之间以及一整个夜间）是身体代谢的的重要放松机会。

那么少食多餐岂不是错的吗？

这个问题看似日常，但是涉及很多因素。通常来说，我们感受到饿或饱不仅与肠胃排空的速度有关，也与血糖和很多激素的水平有关。对于绝大多数人来说，吃一顿像模像样，基本均衡而且饱腹感足够的混合餐之后，会需要 4~6 小时排空胃。所以我们很少在这样一顿正餐后的 4 小时之内又开始进食，也很少能撑过 6 小时而不感觉饿。这样一来，绝大多数人养成了吃三餐的习惯。但人与人之间存在个体的差异，胃容量大小和排空速度自然也有非常大的区别，有的人每餐无法进食太多，但是可能隔了不到 2 个小时又需要加餐；有的人加餐并非因为真的饿了，而是馋了、无聊了，甚至只是一种习惯。对于大部分胃口正常的人来说，一日三餐的安排是一种非常自然的选择，而轻断食只是在这个基础上减少加餐或者拉开两餐的时间，给身体制造一段"能量耗竭"的真空期。并不是说一日一餐或者两餐一定比一日三餐更好，大家需要根据自己的身体感受和生活节奏来安排适合自己的饮食，不要将任何让自己不舒服的饮食法奉为圭臬。

还有一个问题，很多人听说内分泌科医生建议糖尿病病人要"少食多餐"，以此达到任何一顿饭对血糖的影响都不太大的目的。这个说法又是从何而来的呢？

这个问题既涉及个人饮食喜好，也涉及胃容量的天生差异，还涉及食物获取的方便程度，更关系到部分有糖尿病和胃不舒服等特殊情况的人。这里我不展开说少食多餐和禁食哪个对身体更加有利，因为个体差异让这个问题变得非常复杂。但是我会简单解释一下为什么有规律的禁食和戒糖都对我们的身体代谢颇有益处。

轻断食和饥一顿饱一顿完全不是一回事。轻断食是在均衡而且规律，同时保证营养的基础上拉长两顿饭间隔的一个主动可控的过程，而且可以在身体出现异样时，随时通过补救的办法停止。现在很多人因为工作无法按时规律进食而患有不同程度的胃病，但是这种饥肠辘辘时被迫无法吃东西，停止工作时拼命吃的行为不能称之为轻断食，因为它突破了健康的底线。所以我们要充分理解，禁食区间是在上一顿吃得均衡而且足够饱腹（不是吃得多）的情况下，刻意给自己的身体留一大段排空与平复代谢的时间，而不仅仅是让身体挨饿。让身体感受到一段模拟的能量耗竭时期，这正与我们提倡的戒游离糖和限制快消化碳水化合物有异曲同工之妙。

在这个禁食阶段发生的事情是，血液中的葡萄糖被各种细胞逐渐消耗掉，血糖告急之后身体开始动用胰高血糖素向肝脏调取储备的肝糖原，肝糖原被迅速拆成一个个葡萄糖释放出来补充血糖，这个时候饥饿感会升起。如果这个时候熬过去，饥饿感会自然下降，然后给身体一个信号——"你该扛饿啦"。接收这个命令后，聪明的大脑会启动"轻节能"模式，开始省吃俭用地利用血液中的葡萄糖，并且调动身体储备能量大部队——脂肪，进入著名的"糖异生"过程，扩充血糖军队。这个过程慢且稳，所以血糖水平既不会因为糖异生而过度升高，也不至于因为短期没有进食而过低。这种血糖处于理想水平却不至于极端的情况恰恰是最有利于我们身体代谢的一个状态。在这种"轻节能"模式下，身体并没有遭遇真正的极端困难（比如数月能量不足），因此不至于走到动用身体里宝贵的蛋白质这一步（肌肉的流失）。但是开始动用糖原、脂肪后，身体就启动了一种减少不必要的氧化呼吸能耗的保守模式，同时大量消耗身体里游离的脂肪酸进行供能。其结果就是我们的体脂可能会逐渐减少，血糖的刺激少了，所以胰岛素抵抗开始慢慢改善——细胞更擅于把血液中的葡萄糖燃烧掉，总能量的供应减少使得细胞处理和氧化这么多能量的负累减少，整体上可以理解为对身体的损耗更少。

在轻断食的各种对照试验中，研究者发现试验者在进行一段时间的轻断食后，伴随着体重降低，代谢指标也会改善很多。比如血糖降低，糖化血红蛋白降低，血清的总胆固醇降低，腰围也减小了。因此麦克尔博士发觉这可能是一种有效干预糖尿病和胰岛素抵抗的饮食法，所以他也亲自实践了书中的"5+2"轻断食法。他在断食日采用的也是"多食少餐"的方法，但是总热量依然遵守规则。这不仅仅相当于每周吃的总热量少一些，更重要的是，在两天内刻意地经历一段时间的空腹状态，恰恰是那些代谢已经存在异常（血糖、血脂、血压、尿酸异常）的人非常需要的一种状态。在这种状态下，身体会达到与进食快消化碳水化合物相反的状态，即一种耗尽糖原并提高胰岛素敏感性的状态（胰高血糖素开始主导），以适应轻度的饥饿，高效利用仅存的碳水化合物（降低血糖），同时动员储备的脂肪进行糖异生，确保人们不至于因为轻断食而低血糖。这样一个刻意的空腹过程，启动了身体对抗血糖过高的保护机制，降低了总热量，因此不仅对身体代谢异常的人有好处，还被很多减肥者视作比单纯节食更加友好的饮食方法。轻断食不需要忌口（没有食物种类的限制），也不需要长期挨饿（仅仅两天）。即使是在刻意空腹的时间里，人们也通常只要适应第一个饥饿期（也就是饥饿素分泌的高峰），接下来身体会对饥饿适应很多。当然，这种方法并不适合已经处于健康体重范围内且体脂偏低，不存在代谢异常的健康人群用来过度减肥，因为这种方法并没有在更多人群中进行大量实验。关于轻断食期间肠胃本身的反应，还没有非常确凿的证据，因此不排除一部分人在尝试轻断食的时候会产生肠胃不适的反应。

在轻断食被发现也具有对抗血糖和其他负面代谢指标的作用之前，很多实验证据都指向"节制饮食中的热量很可能与延年益寿相关"，也就是中国古代智慧中的"饮食有节"。而在轻断食被发现有类似的作用后，人们便开始把目光从"热量限制"转到"降低血糖"上，因为在轻断食过程中，总热量的减少并不是主要因素，而且对食物的种类也没有严格限制，但是这种模式对代谢和体重的改善竟然比更严格的热量限制要明显[1]，这就表明禁食期间血糖的降低可能激发了身体的能量保守机制和提高胰岛素敏感性的过程，实际上也达成了和限制热量一样甚至更好的效果。因此我们不由得想到单纯的戒糖和减少快消化碳水化合物摄入是否也具有类似的作用，而且这种单纯减少快消化碳水化合物的方法中饥饿甚至不是必需的过程，那就更能为大众所接受了。

虽然戒糖本身并不意味着降低总热量（但是往往会小幅度减少），但是总的来说，我们的血糖会因为减少摄入这类快消化碳水化合物而长期趋于稳定，这也使能量输入趋于更加保守的状态。想象一下，烧烤的时候分别用酒精和用木炭当燃料烤肉，大量的快消化碳水化合物（包括游离糖）就像用酒精烤肉，燃烧时火又快又猛而且成本高，明火还很容易烧焦食物，属于非常不适合长时间烧烤的燃料。

我们的身体只有在能量非常充足的时候（比如连吃三碗米饭）才会使用这个模式，同时体内也会大量发生氧化反应，这时候氧化反应必需的产物（自由基）也会来作祟。这与我们的衰老息息相关，所以有时候过度的供能和耗能并不利于养生。相反，当身体处于相对保守的节能

---

[1] Barnosky A. R., Hoddy K. K., Unterman T. G., Varady K. A. Intermittent fasting vs daily calorie restriction for type 2 diabetes prevention: a review of human findings. Translational Research, 2014, 164(4): 302–311.

模式时，一部分慢消化碳水化合物在缓缓补充血糖，脂肪也在有序地转化成葡萄糖用于供能。就像用木炭烧烤一样，基本看不到什么明火却能烤熟所有的食物，我们喜欢细水长流的烧烤模式，我们的身体也更喜欢温和而可持续的养生模式。

借用烧烤燃料的比喻我们了解到，游离糖和快消化碳水化合物在体内引发熊熊烈火，看上去只是能量消耗快一点，但是在燃烧葡萄糖时，身体也在发生着剧烈的氧化呼吸反应，同时也在不可避免地产生自由基。少量自由基是正常的氧化呼吸的一部分，也是身体需要的一种机制，然而长期过度氧化产生的自由基则像枪林弹雨攻击细胞的各部分，从而促使我们过早老化和失去活力。

2 型糖尿病病人可能更适合少食多餐

　　不少实验证明，轻断食能帮助人们减少进食的总热量，且有利于改善代谢指标（包括胰岛素抵抗）。但是对于患有 2 型糖尿病的人来说，这样的轻断食并不一定能帮助他们控制血糖，毕竟这类人体内的胰岛素抵抗已经成为一种顽固的病理状态。而且，其中很多病人的胰岛素分泌都开始出现问题，所以他们的身体对改变饮食习惯的适应力非常低，对餐后血糖的控制力也呈现受限的状态。通过饮食对餐后血糖水平进行严格调控才是至关重要的，这时候他们就不一定适合像健康人一样用轻断食这种长时间禁食的方式去挑战身体。他们的胰岛素抵抗已经到了不可逆的阶段，并不能通过简单的禁食就恢复如初，尤其是禁食后突然摄入热量也会挑战已经受损的内分泌系统，所以 2 型糖尿病病人通常乖乖将限制热量和减少每餐的血糖负荷当成头等大事，先定总量然后少食多餐，或者在专业营养师的指导下进行其他方式的饮食干预。

　　同时也有实验数据显示，在总热量和膳食内容固定的情况下，每天 6 顿小餐的那组病人的餐后血糖波动，明显比一日三餐的病人要小很多。这非常容易理解，毕竟同样多的东西分成更多次吃下去，自然每次对身体的影响更小一些。

这对血糖代谢已经受损的糖尿病病人来说是非常重要的控糖措施，但最大难点是控制总量。少食多餐在日常生活中并不是非常舒服的一件事情，它意味着虽然能吃很多次，但是每次都不能吃饱，这也是糖尿病病人膳食依从性不高的一个原因。所以糖尿病病人可以采用下一章推荐的"567 饱腹法"，即使少食多餐也能尽可能吃得平衡而且舒适，不至于 1 顿饭吃了 3 顿的米饭和肉，而另外 3 顿只能吃青菜硬扛了。

　　而糖耐量并没有受损的健康人，就不必刻意少食多餐了。毕竟少食多餐这个生活习惯很难被大部分需要正常工作和学习的人采纳，并且也不利于我们控制总体的膳食。想象一下，如果一天中每顿饭都存在吃得过多的风险，那么是 3 顿饭超量的风险低，还是 6 顿的风险低呢？显而易见的是，很多人执行起来往往就变成了多食多餐，最后相当于硬生生多了 3 顿饭的量，适得其反。更深层的原因是，没有发生胰岛素抵抗的人只要适当延长两餐之间的时间（即轻断食），实际上就给代谢系统提供了更好的修复机会，反而能提高胰岛素的敏感性，因此健康人群还是好好吃一日三餐最实在。

抗糖饮食本身有助于对抗饥饿感

　　虽说轻断食是一种"对抗血糖"的保护机制，但是逃不过的饥饿期依然是执行这种饮食方式的拦路虎。那么有没有什么技巧可以帮助我们在轻断食期间缓解饥饿感，同时还不打破断食日的热量限制呢？那就是低碳水化合物饮食法，通过提高饱腹感、延长消化时间来达到这个目的。

　　在此之前，我提到饱腹感与食物的成分、血糖、胰岛素的分泌都息息相关，比如蛋白质和膳食纤维会带来更多的饱腹感，而富含脂肪和快消化碳水化合物的食物则只有较低的饱腹感。同时，快消化碳水化合物还会影响餐后血糖水平的波动，从而导致更多的胰岛素分泌，继而让血糖又很快降下来，然后给大脑"我又该吃东西"的信号。所以在一顿快消化碳水化合物大餐后，即使我们当时觉得已经吃饱了，很可能在 2 小时后又一阵饥饿袭来。通过轻断食改善胰岛素抵抗，是需要以减少快消化碳水化合物的方法为辅助来提高饱腹感的，在断食日尤为重要。假设断食日只能吃 500~600 千卡这么少的热量，把这些热量的大部分给快消化碳水化合物，可想而知饮食质量多么堪忧，同时我们也会遭受难以忍受的饥饿，十分不利于个人体验和轻断食的效果。

Chapter

11

第 章

"567 饱腹法":
这样戒糖更符合身体需求

//

　　饮食方法千万条，平衡饮食第一条。无论谁告诉你如何吃，都只有你的身体和长久的经验能给出最中肯的评价。健康的时候，不必挑战身体对不平衡的协调能力；我们的健康和情感一样，都经不起考验，你只能完全信任它。"567 饱腹法"就是这样一种实用而毫无限制的平衡饮食法则，它会让戒糖来得更自然而温和。

//

什么是"567 饱腹法"？

　　饮食方法特别多，甚至很多人已经被层出不穷的方法绕晕了，地中海饮食法、区域饮食法、原始人饮食法、DASH饮食法（针对高血压患者）等等。当然，这些饮食法并非都是噱头，绝大多数饮食法都是针对一部分本身饮食习惯不佳，身体可能存在异常情况的人设计的"纠正性饮食"，所以才会有这么多花样。人与人之间体质差异太大，而且依从性也各异。所以营养学家和医生才会设计出这么多种饮食方法来帮助大家调节，但所有的饮食法都只是工具，它们的目的是纠正不良饮食习惯，从而达到营养和热量均衡。

　　如果你自然地就能做到能量和营养素的双重平衡，那么恭喜你，你采用的就是天然的平衡饮食。但做到谈何容易？在此我给大家介绍一个我独创的饮食法——567 饱腹法。这并不是一个新的饮食模式，也没有任何限制（是的，你可以吃任何食物）。这个方法有两个非常重要的前提：

　　第一个前提是按照平衡饮食的原则先把食材选好——控制饮食的质量。可以参考《中国居民膳食指南》对食物分类的建议，但是不要生搬硬套指南给出的量。这也是"567 饱腹法"最重要的一点，尊重个体的差异，不强求每个人必须吃一定量的淀粉类主食。

这一步是使用任何饮食法都需要注意的，并不是"567 饱腹法"独有的要求。比如，地中海饮食法同样要求选择优质的深海鱼和多种类的蔬菜，而随便吃一点油炸鱿鱼圈，喝杯红酒，加上点橄榄油就不能叫地中海餐了。可以说，任何饮食法的第一步都是选择优质的食物：新鲜（非高度加工食物），色彩丰富，能量充足。如果能控制好第一步，采用任何方法都是锦上添花，但是添的这朵花非常重要，因为添多少、按什么顺序添能直接影响我们的血糖和健康。我们的戒糖大业甚至都需要从这一步精细控制。

第二个前提是对"567 饱腹法"的阐释。这个饮食法最大的特点是，选择好食材后吃多少完全由胃的感知来判断，而不是传统的用肉眼观看、用秤计量、用标准碗测量，或者用拳头比画。乍一听这个量似乎很粗略——我怎么知道我吃了多少？

要相信，你的碗和你的拳头并不是判断你该吃多少的最佳标准，你的胃和大脑才是。回到最初的健康状态，孩子都会本能地进食，更加重要的是也会本能地停下来。如果不是先天性肥胖易感，或者家长追着喂饭，给予过多的加工型高热量食物，孩子对食物是天然具有把控力的。而这种把控力就是对身体自然需求的感知。恰到好处的能量和营养，既不需要我们拿出秤计算吃了多少克蛋白质，也不需要我们担心没有吃够 3 个拳头的主食。我们天生懂得如何吃得刚刚好。

但是这个本能被各种因素打破了，其中最大的因素就是加工食品的出现，它们打破了我们对食物天然的控制力。加工食品的口味就是让我们停不下来，而它们畸形的能量或营养素比值让我们即使饱了就停，依然有可能吃下去太多热量和太少营养素。这也是现代人的营养问题所在：热量过多与营养不良并存。此外，加工食品大多缺乏膳食纤维，这就导致加工食品的饱腹感普遍不强，进而破坏"能量—营养—饱腹感"微妙的平衡，造成很多饮食问题。这也是著名的"原始人饮食法"的初衷：拒绝所有加工食品，回到原始的状态。

这个设想可能很美好，却显然不现实，也不符合现代人的生活环境。毕竟加工食品就在那里，正如时代带给我们的无尽可能性。强行要求我们的某一方面回归到数百万年前，并不一定能获得数百万年前的好处，反倒有可能剥夺了现代生活中独有的愉悦。所以我提倡的"567 饱腹法"最令人开心的一点就是对食物的种类没有任何限制。如果喜爱巧克力，喜爱洋葱圈，喜爱煎饼果子，喜爱春卷……没关系，把它们加进来吧。但是记住两点：首先，控制所有食材的质量——可以加进来，但是总体质量不能下降，所以需要用更优质的食材去平衡它们；其次，5、6、7 这三个数字的意义和顺序才是真正掌握平衡饮食，同时调节饮食顺序，对抗餐后血糖波动的核心（见图 11–1）。

这个 5 是什么意思呢？就是 5 分饱。这 5 分饱需要全部由非淀粉类的蔬菜组成，比如绿叶菜（芥蓝、空心菜）、茎类蔬菜（芹菜、莴笋）、花菜类（西蓝花、白菜花）、豆类（除了大豆以外的杂豆类）、菌藻类（蘑菇、木耳、海带）。这里除了薯芋类这种主食植物，其他的都算蔬菜。我们需要打开思路，蔬菜真的不是只有菜叶子而已。吃蔬菜达到 5 分饱也绝对不是一件难事，这里我给大家提供一份我的 5 分饱全蔬菜宴：

生菜，黄瓜，小番茄，水萝卜，鹰嘴豆沙拉；

红烧冬瓜；

清炒莜麦菜；

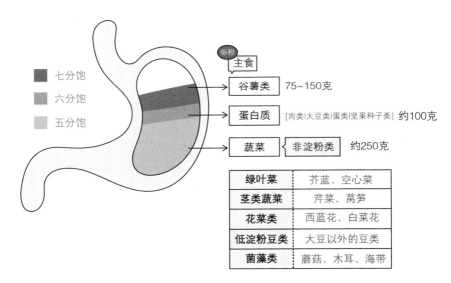

图 11-1　一顿正餐"567 饱腹法"解析

蘑菇炒笋片。

接着是 6，在吃 5 分饱的基础上，继续补充身体需要的另一种重要营养素——蛋白质。以蛋白质为主的食物包括所有肉类（禽肉、畜肉、鱼类、海鲜）、大豆制品、蛋类以及乳制品（这个在国内比较少作为正餐）。

下面是一份吃了蔬菜后能让我达到 6 分饱的蛋白质宴：

鸡腿一个；

豆腐丝一碟。

这个 7 就是大名鼎鼎的 7 分饱，也是呼应中国古老智慧"饮食有节"的绝佳实践。那么在吃了这么丰富的蔬菜、美味的蛋白质菜肴后，用什么填补剩下的那一分呢？当然就是谷薯类，即俗称主食的食物。这可能与大多数膳食指南看上去有点不一样，但是其实完全不冲突。

这个吃法还有个好处，因为用的是饱腹感这个因人而异的指标而非固定的分量，所以食量大的人要达到 7 分饱自然会吃下更多的各类食物，从而符合他们的身体需求；而胃口小的人则可以吃更加合理的分量，而不会出现"刚吃下膳食指南规定的蔬菜和谷物量后，突然发现根本吃不下任何肉"的情况，后面这个问题在很多运动较少的娇小女性中非常常见。因此调整顺序和衡量的方法其实尊重了每个人的具体情况，同时也呼应了膳食指南的推荐。

239

"567饱腹法"与膳食指南有什么不一样吗?

我们来了解一下中国居民平衡膳食参数(见表 11–1),其中底层就是谷薯类。关于此,我们要注意两个很重要的点。

表 11–1　中国居民平衡膳食参数

	食品类型	克数
顶层	油	25~30 克
	盐	< 6 克
第四层	奶及奶制品	300 克
	大豆及坚果类	25~35 克
第三层	畜禽类	40~75 克
	水产品	40~75 克
	蛋类	40~50 克
第二层	蔬菜类	300~500 克
	水果类	200~350 克
第一层	谷薯类	250~400 克

另,每天活动 6 000 步,饮水 1 500~1 700 毫升。
数据来源:中国居民平衡膳食宝塔(2016)

第一，中国居民平衡膳食宝塔并没有规定进食顺序，所以不能认为必须从第一层往顶层吃，"567 饱腹法"与此并不冲突。这个方法的进食顺序是参考流行病学对糖尿病病人进食顺序与餐后血糖波动的影响研究得出的。先吃蔬果、豆类，中间穿插蛋白质丰富的肉蛋类，最后再吃富含淀粉的谷薯类——GI 最高的食物，这样的饮食顺序是对餐后血糖水平最有利的方法。当然，这个顺序并不是固定的，不是说番茄炒蛋就一定要先吃番茄，再吃鸡蛋。而是说，我们优先吃以蔬菜和豆类为主的菜肴，而不是就用小炒肉拌着一碗饭下肚。

在吃蔬菜和豆类期间自然可以伴随着少量的蛋白质类食物和谷薯类食物，但是这里一定要克服的一个问题是，不要认为只有盛在碗里的白米饭和面食才叫主食，要建立"杂豆也是主食"这一非常重要的思维。先用蔬菜充饥不等于先不吃主食，只是先不吃谷薯类食物而已。所以"567 饱腹法"倡导的实际上是用蔬菜和豆类主食填一半肚子。

第二，把谷薯类主食放在最后吃，如果已经饱了甚至可以不吃。这样真的能达到营养均衡吗？要明白这一点，就要明白《中国居民膳食指南》是怎么设计出来的。这个指南的根据是一个标准人的能量需求，大约在 2 000 千卡（根据推荐量下限大约是 1 800 千卡，上限是 2 300 千卡左右）。虽然不同体重、年龄和运动量的人对能量的需求确实跨度可能很大，1 600~2 600 千卡都很常见，但是绝大多数成年人对微量营养素的需求是比较接近的。为什么其他国家的膳食指南（见图 11–2）也强调对蔬菜和水果的摄入一定要充足呢？这是因为太多的证据表明吃蔬果的量是与慢性病风险呈现明显的负相关关系。那么，无论你是每天只需要摄入 1 600 千卡的娇小女性，还是每天在健身房挥汗如雨或者从事重体力活动，需要摄入 2 400 千卡才能平衡的壮汉，蔬菜和水果需

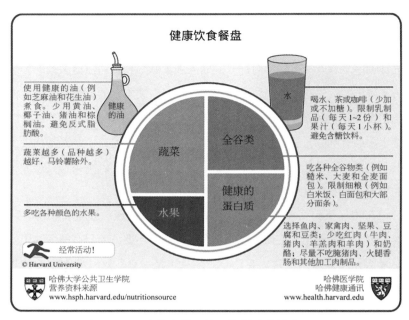

图 11-2　哈佛大学公共卫生学院的健康通讯

求量的下限都是类似的。也就是说，不能因为吃得少就先减少蔬果的量。那么该减少什么呢？自然是能量含量最高而营养密度偏低的淀粉类谷物，尤其是精制谷物——白米饭、面食。原因在于，全谷物与蔬菜和豆类不一样，全谷物的主要营养成分就是维生素 B_1、B_2、烟酸、锌和镁、铁和钙（含量并不特别丰富），而这些营养素都可以从蔬菜和豆类中吃回来。所以"567 饱腹法"倡导"把蔬菜和豆类当成饱腹的主力"，改变过去因为经济因素和固有观点形成的"必须吃米饭才能饱腹"的固化思维。能量需求高达 2 400 千卡的壮汉或者运动员，则需要吃更多的蔬菜和豆类才能达到 5 分饱。这也是再合理不过的，因为能量需求高并不代表硬生生地往身体里堆砌热量就够了，否则他们只需要多喝糖水就行了。要记住，我们代谢任何能量，都需要相应的微量营养素配合，尤其是水溶性维生素这类身体不会储存的物质，这就更加需要我们在多吃、多耗能的情况下，增加摄入量。所以比起娇小女生，壮汉的一顿饭绝对不是多吃两碗米饭就能解决的，而是等比例增加蔬菜、豆类、蛋白质之后，最后的那 1 分饱采用主食填满，这依然是扩大分量的 "567 饱腹法"。需求能量多并不等于可以无限制吃到撑为止，"饮食有节" 对于任何人来说都是更加明智的选择。如果这样还不够的话，高能量需求的人群完全可以选择以加餐的形式获取更多的热量。而加餐则可以选择坚果这类营养素相对均衡的食物，或者再来一轮 "567 饱腹法" 进食，比如一碗搭配均衡的蔬菜薏米鸡肉沙拉，又或者一碗蔬菜占了一半的鸡蛋面条。

戒糖，还有这些
鲜为人知的好处

与其说是戒糖，不如说我倡导的一直是提升每口食物的质量。学生时代的我们都知道题海战术和熬夜不可取，最好的路线从来都是最短的——提升学习的效率。本书说的也是一样，与其斩钉截铁地"戒"和"压抑"，不如提高我们对高质量食物的选择力，健康饮食的字典里可能没有"戒"这个字。

怎么吃才能改善我们的第二大脑——肠道菌群

虽然本书的主题是戒糖，但是对于糖和快消化碳水化合物，我一直强调我们需要的依然是"饮食有节"的态度，不是不可以吃，而是要用心吃，不要让糖和快消化淀粉成为身体的负担，这是对大部分对糖并没有上瘾的人的告诫。而对于那些对甜食欲罢不能，或者过度依赖大量淀粉类食物的人，用"戒"可能是更加准确的说辞，因为他们的饮食很可能已经与不合理的饮食理念结合在一起，而且味觉和大脑也与这类食物产生了强连接。因此本书要从知识和技巧上教会大家如何打破这种连接，从"戒糖"走向"吃糖有节"，而这种节制对身体的影响，不只是热量和代谢这么简单。

戒糖的好处，其实远远不止之前提到的抗糖化、抗衰老、抗代谢病和控制体重。其中一个重要的原因是它会影响我们的"第二大脑"——肠道微生物菌群。

首先，微生物无处不在，而且它们的多样性和活跃度往往远超我们人类本身。在我们的身体中，消化道也是一个全面带菌的通道，从口腔到直肠都充满了平衡又相对稳定的细菌。细菌愉快地与人类生活在一起，吃着我们吃的食物，感受着我们体内千丝万缕的变化，当然也调控着我们的肠道健康，甚至掌控着我们一部分的情绪。

肠道菌群就是这样特殊的存在，从我们出生起就寄居在我们的大肠中。它们的作用非同小可，在肠道中起到了"填充墙壁"的作用，完善本身没那么完美的肠道屏障。一来防止有害菌群从肠道上皮"溜进血管里"，从而导致炎症——很多细菌性感冒和肠炎都是由细菌的入侵引起的；二来完整的肠道壁也确保大分子食物残渣不至于溜进去，同时保护我们免受过敏反应的困扰。如今越来越多的人有肠易激综合征，肠道吸收功能弱，要么便秘，要么腹泻，还有很多人莫名其妙地过敏，这其实都与肠道菌群失调有一定的关系。

肠道菌群除了物理上能在大肠里筑起一道城墙外，也是消化膳食纤维（具体来说算是发酵）和短链脂肪酸的一把好手。这个过程不仅是喂养肠道有益菌的过程（膳食纤维也被称为益生元），同时也是细菌产生有益代谢物的重要过程。代谢物听上去不太美妙，但是说到具体的名字，可就是大名鼎鼎的维生素B、维生素K这类必需维生素。我们的身体并不是一个简单的"来料加工"机器，不是给够了维生素和矿物质补充剂，就能批量产出健康的身体和良好的心情。而肠道细菌这一关，还把控着非常多我们不知道的营养素和代谢能力。

如果肠道菌群不给力，多吃点维生素多少能弥补一点，但是说到代谢能力这种身体本身的功能，就不是多吃或者少吃什么东西能轻易弥补的了。

肠道菌群对昼夜节律的调节

肠道中寄居的有益细菌可以说是肠道的防护屏障，不仅挡住了有害的细菌，也挡住了不该进入血液的各种大分子。既然是屏障，它们就能被破坏和瓦解，而高血糖的糖化和氧化作用正是破坏屏障的因素。葡萄糖是在肠上皮细胞被吸收入血液的，这里相当于一个集中的入口。当我们的食物中含有太多快消化碳水化合物时，食物就会在进入小肠之后，快速转化成能直接被上皮细胞吸收的葡萄糖。相反，若是被膳食纤维包裹的碳水化合物，可能只有一部分来得及在食物糜经过小肠时释放到血液里，其余的会进入大肠被发酵，那就是另一回事了。

所以碳水化合物的质量在很大程度上取决于我们对它的消化速度究竟有多快。太快被吸收入血液的葡萄糖会名正言顺地升高血糖，而肠道长期接收大量的葡萄糖，就相当于通知肠道上皮："你们给我开多点通道，我吃的糖和淀粉很多，不开通道就来不及运输了！"我们的上皮细胞表观基因组接收后重新编码葡萄糖的运输通道，也就硬生生地为迎合高糖、高淀粉的饮食多开了很多葡萄糖通道。可想而知，越吃糖，我们的身体越能吃糖，而继续吃糖会导致血糖更加快速地升高，因为葡萄糖通道更多了。这个循环的终点大概就是胰岛素抵抗以及各种慢性病（绝不只是糖尿病这么简单）的出现。

肠道菌群的物理屏蔽作用和抗糖

肠道菌群是肠道壁的好伙伴，肠道壁本身并不像皮肤的鳞状上皮那么紧密，而是充满了一个又一个空隙，这个空隙确实方便食物中已经被消化液碎片化的小分子营养物质直接通过上皮细胞进入血液，提高吸收速度和效率。但是问题是，有害的物质也会借这个机会进入血液，从而造成炎症、过敏甚至感染。

其中肠漏综合征就是因为肠道壁不甚完整，有害物质"漏过"肠道的上皮屏障而长驱直入，结果就是与各种意想不到的症状和疾病扯上关系，比如食物过敏引发的荨麻疹、食物不耐受、莫名的腹泻、自身免疫性疾病、慢性疲劳等这类往往很难找出原因的病症。所以肠道菌群的物理屏障作用是我们要保持健康必须注意的点。

而糖与这个屏障关系重大。但是机理上并不是糖会漏进去，而是血液中的高血糖借由糖化反应来破坏这个屏障，改变上皮细胞的基因，从而让它们更加疏松，进而导致上面描述的各种"肠漏反应"。

肠道菌群的记忆效应

肠道菌群的记忆效应很有意思也很常见。我们常说，减肥一时很容易，但是要长期维持非常难，就是这个道理。很多通过一阵子剧烈运动加节食脱胎换骨的人中，往往有不少会在未来的长期生活中或多或少复胖；而从小就胖的小胖墩，大概率在成年后比一路体重正常的人更容易变胖；又或者，很多人长期节食，但是体重基本上维持在一个状态。这是验证人体并不是一台来料加工机器的最好例子，因为肠道菌群掌控的权力实在超乎我们的想象。

肠道菌群不仅在易胖体质的人和易瘦体质的人的体内生态迥异，而且具有长期的记忆和稳定性。所以作为营养师，我长期宣传一个理念：最好的减肥状态是每天都控制体重，而不是狂吃后又拼命节食，喊着"对自己狠一点"。肠道菌群可是一帮真实的家伙，它们不会因为你"对自己狠一点"而动容，更加不会被"要么瘦，要么死"的口号吓着。它们会岿然不动地记录你每一口暴食后的损伤，那些喜欢吃膳食纤维的益生菌或者"瘦体菌"因为食物不足而伤心地离开了，剩下一些和你一样喜欢吃糖和吃面包的"胖体菌"疯狂生长和繁衍。它们一代一代地增殖，记录你累积脂肪、超重、胰岛素抵抗的所有趋势。当你下狠心节食的时候，体现在体重秤上的往往只是简单粗暴的数字，而仔细看看肠道菌群的反应，它们并不在意一时半会儿骤然减少的能量，因为这么大数量的菌群并不是你节食几个月就能轻松完成迁徙和定植的。

你并不是因为几个星期的胡吃海塞而突然变胖的，因此即便想瘦也不要指望"12 周集训营"能带来真正健康上的变化。瘦不下来的深层原因还是你并没有修复肠道菌群的平衡，也没有用更优质的营养和补充剂去滋养它们，所以它们很可能不仅不会恢复到该有的平衡状态，还会记住你代谢受损时的模式，加上可能进一步受到简单粗暴节食的伤害，最终让你莫名其妙地出现一系列不舒服的症状。所以很多人在超重后的节食过程中会出现情绪低落、疲劳乏力、便秘、肠易激等症状，甚至比超重的时候有更多毛病。

记住，我们的健康并不是单纯地受我们的认知支配，因此要尊重身体里的每一个住客，尤其是这个庞大而权重的群体——肠道细菌。爱惜身体，就不要用狠的方式对待每一个微小的生命。

肠道菌群对代谢本身的调控作用

更深一层的解释是，肠道菌群本身的活动可以影响细胞基因表达的水平。简而言之，人体消化细胞分泌出来的酶（蛋白质）的多少，受肠道菌群平衡与否的影响。科学家早就发现肠道菌群失调的小鼠产生的次级胆汁酸减少，而次级胆汁酸与体内的糖和脂肪这两大主要供能物质的代谢有非常大的关系。肠道菌群失调的人可能跟菌群平衡的人吃了同样多的热量，却更容易产生高血糖的问题，因为他们的血糖更不容易被快速代谢掉。而长此以往，他们不仅会更容易堆积腰腹脂肪（脂肪也不容易转运到血液中），继而增加胰岛素抵抗的风险，而且过高的血糖本身反过来又会加重肠道壁的不完整，再次破坏肠道菌群，这是一个恶性循环。要打破这个恶性循环，平衡饮食是首要的条件，其次还可能需要进一步服用辅助肠道菌群恢复的补充剂，而减少快消化碳水化合物必然是平衡饮食的重点。

少吃糖还能抗氧化和抗癌?

糖化和氧化往往不分家,这也是人体复杂性的体现之一——某一种东西过量和不平衡,带来的是对全身的负面作用,而不仅仅是该物质本身的代谢异常。

病理学家在研究动脉粥样硬化这种复杂疾病的发生机制时发现,血液中的葡萄糖不仅会糖化血红蛋白,还会与血液里其他蛋白质结合,比如有名的低密度脂蛋白(LDL)——也经常被称作"坏的胆固醇"。当葡萄糖与它发生联结后,就形成了"坏的糖化LDL"。而这种被糖化的LDL更坏,因为穿上了葡萄糖的"马甲",清除血液里LDL的受体不再认识它们了。很显然,它们被大量滞留在血管里,于是各路人马被召集起来对抗这些糖化产物。巨噬细胞(类似于城管车队)、泡沫细胞(满载被没收工具的城管车)、血小板(围观群众)等纷纷来处理,而"人"多必然出乱子,各路人马推推搡搡甚至互相攻击,难免开始打砸一片,于是一种叫自由基的武器就被利用了,它们对周围的环境和道路进行破坏,致使更多的"人"被牵连进来。最后,各种残留物聚集在一起,混乱愈演愈烈,自然会堵塞城市的交通,严重的时候甚至连人行道也会被挤占,形成所谓的血栓。当血栓长期失去管理并且像滚雪球一样越来越大，最终的结局可能就是一次致命的中风。

　　医疗专家和营养学家之所以认为心血管疾病是一种生活习惯的负面效应，是因为它的确是长期的饮食和心理活动造成的大毛病。而在研究动脉粥样硬化的过程中，科学家也发现了"糖化氧化反应"这样一个复合反应。这个反应一听就非常不友好，它聚集了糖化和氧化两个非常具有刺激性的过程，也正是杀伤我们机体中最"长寿"的蛋白质的利器，这类蛋白质包括我们皮肤中长期用来充当骨架的胶原蛋白和弹性蛋白。因此可以进一步理解为，真正让我们皮肤衰老、心脑血管堵塞的并不仅仅是被糖化了的蛋白质，氧化这个过程落井下石，会进一步在蛋白质被糖化的基础上，彻底把糖化的蛋白扭曲，导致不可逆的损伤产物的积累，然后导致衰老和疾病的发生。

　　读到这里，大家应该明白了为什么平衡饮食讲究的是既不过量又丰富的饮食，比如少吃快消化碳水化合物，多吃新鲜蔬菜、水果和全谷物。只有这样才能综合对抗氧化和糖化的双重攻击，一味地降低某种营养素（比如生酮饮食法）不仅在原理上行不通，而且就观察来看，效果甚微，还扭曲了胃口，恐怕长期来说不是个明智的做法。

　　另一个保持血糖稳定的好处与肿瘤的发展机制有一定关系。在目前医学界比较认可的肿瘤发展理论中，肿瘤细胞的代谢主要以耗能高但是效率低（吃力不讨好）的糖酵解方式进行。至于为什么这样进行，而这样进行又有什么好处暂不细说。但是跟普通细胞相比，癌细胞简直是"小轿车中的大卡车"般的存在，它们所消耗的葡萄糖多了2~10倍（与肿瘤本身类型和分化程度有关），因此可以认为最喜欢高血糖环境的无疑就是癌细胞。在血糖不太富裕的情况下，癌细胞面临的不仅是粮食不足，而且要与其他正常的体细胞竞争，同时还要应对各种免疫系统的攻击和自身过度扩张的压力，所以癌细胞在中低血糖环境中生存下来是一场硬仗。每个人体内都会存在癌细胞，但是真正能成气候的并不多，那是因为癌细胞要成为占上风的肿瘤细胞，也是需要经过一番斗争的。

但是，对于一些酷爱吃大量快消化碳水化合物的人来说，高升的血糖就成了癌细胞最喜欢的"高能能量场"。在含有丰富葡萄糖的血液里，普通细胞早就不需要那么多能量，不仅不会继续吸收葡萄糖，反而有可能会关闭葡萄糖的通道，产生类似于胰岛素抵抗的机制。这样不就白白便宜了癌细胞吗？癌细胞采用的烧能量方式是极其大手笔的糖酵解，可能燃烧掉普通细胞需要的 5 倍的葡萄糖，却只能产生同样的能量。而且不巧的是，癌细胞几乎能无限地增殖下去，所以需要的能量源源不断，简直是盏既耗油又昏暗的灯。

知道这个基本事实后，大家也就能理解在患有 2 型糖尿病的人中，无论男女罹患癌症的总风险都是升高的。毕竟患有 2 型糖尿病就意味着身体里的血糖更加没有人管了（胰岛素本身不足和普通细胞的胰岛素抵抗），这样就引发体内的"破窗效应"——越是混乱的血液环境越会被"坏人"继续搞破坏。癌细胞非常喜欢高血糖还没人管的血液，它们在这样的环境中往往处于"大吃特吃"的状态，从而继续发展甚至转移。当前非常流行的一个理论——"饿死癌细胞"，就是从血糖的角度来分析的。我在这里不具体讨论这个理论及其应用，因为癌细胞的代谢非常复杂，并不是只有血糖一个影响因素，而且这个"饿"的过程也绝对不是靠不吃任何碳水化合物甚至断食等简单粗暴的手段来达成的，因此我们遇到此类问题时一定要谨慎咨询专业医生的意见。

但是无论如何，高血糖与癌症高发的强关联已经被证实。为了体内癌细胞可以更少、更慢地发展，一定要严格控制游离糖和快消化碳水化合物对血糖的影响。已经罹患癌症的病人也要有充足的信心，要相信即使身体已经失衡，但是只要通过均衡饮食，正念而专注的心态，再加上适度运动，也能让身体最大限度地恢复到平衡的状态，而稳定的血糖水平是这类患者最需要守护的平衡。

管理体成分，而不是管理体重

虽然戒糖和减少摄入快消化碳水化合物最直接的好处就是有助于减重，但是我想说的是，对于亚洲人来说，减少体重本身就不是一个很合理的目的。不知道读者有没有这样一个疑问，即为什么全世界超重和肥胖率较高的地方，几乎都是白种人国家，比如美国就有着高达 70%的超重率（超重是指BMI>25，而肥胖是BMI>30），加拿大、澳大利亚、新西兰也分别有着高达 60%的超重率。而在绝大多数非白种人国家（比如亚洲国家），普遍超重率为 30%甚至更低。这难道真的仅仅是饮食习惯引起的吗？

显然没有那么简单，移民流行病学进一步发现，在体重超重的问题上，非白种人即使从小在以白种人为主的国家长大，饮食和生活习惯都已经变成居住地模式，他们的超重率也依然没那么高，这就证明饮食仅仅是超重率高的一个因素，而基因本身很可能起了另外的作用。

这个观察在我自己的学习和工作经历中被进一步证实。我有 2 年留学外加 6 年海外工作（澳大利亚）的经历。在食品科学研究生的营养课上，我们全班 60 个同学曾互相测量肱三头肌下（上臂内侧）皮脂的厚度，而这是日常估算体脂率的一个比较实用的办法。全班大约有一半的同学是白种人，另一半则来自亚洲各国，虽然人数不算多（样本量有点小），但是通过统计软件可以看出白种人同学的平均BMI比亚洲同学高一点，而他们的体脂竟然比亚洲同学要低！这个发现就更加证实亚洲人的基因确实与白种人不一样，白种人虽然更重，但主要是因为肌肉和脂肪都多；而亚洲人的增重更倾向于体脂的大幅度上升，脂肪的密度比肌肉小。所以很多亚洲人的体重数字变化没那么大，但是体脂率却显著升高，甚至最糟糕的是内脏脂肪率升高。

这与慢性病风险的增加有着密切的关系，也难怪在中国的超重人群中，患有2型糖尿病的比例比美国超重人群中高很多：中国2013年15.4% vs 美国2013年9.6%[1][2]。这就更加验证了一个事实——对中国人（亚洲人）来说，增重不是最大的问题，而是我们增加的大部分都是脂肪，甚至是内脏脂肪。这也侧面证实了中国人在增重过程中，发生胰岛素抵抗的风险尤其大。

我在海外怀孕、生子的经历也再次证实了这一点。当时我的妇产科医生要求我在孕期做高达3次的糖耐量测试，她说如果是白种人的话，只需要合格一次就够了。原因是她在过去十多年的产前检查执业中发现，非常多亚洲孕妇都有妊娠糖尿病问题，哪怕她们中的很多人并没有超重的问题；相反，白种人孕妇则较少有这类问题。所以在我3次糖耐量测试都合格后，她才能确认我的确没有妊娠糖尿病。但是这次的经

① Wang LM, Gao P, Zhang M, et al. Prevalence and ethnic pattern of diabetes and prediabetes in China in 2013[J]. JAMA, 2017, 317(24): 2515–2523. DOI:10.1001/jama.2017.7596.

② Yisahak S. F., Beagley J., Hambleton I. R., Narayan K. V. Diabetes in North America and the Caribbean: an update. Diabetes research and clinical practice, 2014, 103(2): 223–230.

历也给了我一个重要的健康提示，即我自身的基因很可能让我更容易患上糖尿病，因此我开始把长期对体重的管理转变成对"体成分"的管理，开始关注我的体脂率、肌肉率和内脏脂肪率（这些用医疗机构提供的体成分分析仪器可以得到近似数据）。于是一个重大的转变在我身上出现了。我的体重在成年后一直非常稳定（身高 168 厘米，体重 51 千克左右），但是我以前也会时不时因为在度假后体重增长到 53 千克而郁闷，然后通过一段时间的低碳水化合物高蛋白饮食让体重降回 51 千克左右。这个过程看似很合理，饮食也基本保持平衡状态，但是我心里纠结和在意的点却不在于此。

经过一系列提示之后，我豁然开朗——原来真正的健康难点在于控制身体成分，往深了说，就是控制血糖波动引发的胰岛素抵抗。所以在生完孩子之后，我对饮食就彻底没有了那种"体重上升与否"的患得患失心态，而是变成了清清楚楚地考虑"每一口如何影响血糖"。这看似很小的心态转变，带来的却是翻天覆地的变化。从前我吃东西会计算卡路里，担心总量超标，不喝甜饮料完全是因为空热量，而这样看似没毛病的想法其实严重地束缚着我对食物的选择，也给我一种压抑的感觉。但是在明白体成分才是我要追求的目标后，我的想法基本变成了：我需要多吃蔬菜，因为它们能最大限度地减少血糖的波动；水果最好和坚果混合吃，减少其中糖分对血糖的影响；偶尔吃泡面的时候，也要放一整个番茄和很多绿叶菜来平衡，提高各类营养素的质和量。

大家看到这两种心态的不同了吗？虽然一样都能让我的 BMI 低于18.5，但是我的肌肉率并不低于标准，体脂率大约保持在 20%，然而背后的思路和心情完全不一样。在关注体重这个数字本身的时候，更多的是对结果的关注和"担忧"，所以很多时候忽略了营养对身体的实际影响；但是在转变观念之后，我的关注点变成了血糖升高与否，以及它对身体健康的一系列影响。结果是，我会吃更多对身体有益的食物并为此感到开心，而不是关注食物热量和体重之间的简单联系。这样微妙的"饮食观"变化改变的不仅仅是我对待吃的情绪，更是我在食物选择上的优先程度和真正发自内心的节制感——吃太多快消化碳水化合物会在血液里以血糖的形式实实在在地让我的身体老化和衰退，而不单纯是因为热量。这种形象而丰富的联系就比单纯的减重要让我有动力得多，而且给我的也会是正面反馈：我又吃了很多有利于血糖代谢的食物，我今天的蔬菜肯定吃够了，我今天吃的谷物质量很高，不仅吃饱了，而且数量也非常理想！

这是我推荐"567 饱腹法"最初的动力，也是我希望推荐给大家的理想健康状态：与食物共同在生命中进化，每一口都算数。

正念饮食：
让你吃得幸福的科学

好好吃饭并不意味着幸福，但是幸福的生活会给每顿饭带来别样的滋味。正念是人们从佛教中得到的一种"活在当下"的感悟。人对幸福的渴望都是一样的，那么何不从最小的事情开始实践，让一蔬一饭都为我们获得更年轻的身体、更可持续的美、更长寿的爱，以及更澄澈的心而服务呢？

正念饮食不是单纯的"饮食专注"或者"在意吃饭"，而是一种与身体和大脑和谐共处的有觉察的状态。饮食是一种连接食物与身体的过程——用能量连接我们的生存需求，用营养素连接我们发展与修复的需求。选择食物完全是一种生存的智慧，你选择什么食物去滋养你的身体，就在每一个当下兑现这种选择，并接受这个结果，而这才是真正的"正念饮食"。

戒糖的终极动力来源

　　前面提到希望大家保持正念而专注的心态，那么接下来我们继续探讨在戒糖的过程中，如何利用这种心态帮助我们对低糖低淀粉的饮食"甘之如饴"。

　　谈及科学背景和各种生活中的实用技巧后，大家应该明白了戒糖饮食的两个核心组成：知识与技巧。然而白纸黑字写在纸上的道理，却不一定能进入你的心里，这也是世间一切"做不到"的底层原因。那么为什么会有这样的问题呢？这时候我们就需要借用心理学的力量支持一下营养学：饮食从来不是一个单纯的能量输入的过程，还混杂了我们对食物的热爱与矛盾的情绪，也带着对味觉和嗅觉的满足，更带着营养素对血液和细胞的滋养。就像运动不是简单的能量消耗，也附带着对心肺的挑战、氧化的加剧以及对骨骼肌的微小撕裂和重建。

　　人在眺望星辰的时候本能地会有一个想法——我们是如此渺小的存在，我们对宇宙的复杂程度的了解犹如大海中的一滴水，有时觉得对自己的存在非常了解，有时又觉得自己的周遭如此庞大且复杂。我们的身体也是如此复杂，关于我们吞下的那一口食物在体内发生了什么，我们既可以简化为食物变成热量和营养素，剩下的排出体外，也可以复杂化为一场食物中的化学物质与细胞的共舞，在舞跳完之后必然有表观的遗传物质被"代谢之舞"改变,这也是我们总说的"你被你的食物塑造"。其实更加准确的是,我们的每一个选择(包括食物、想法、做法)都是一场神经、细胞和体液的"化学舞蹈",任何一个不同的舞步都会产生不同的视觉效果。

我常常和咨询者打一个比方,如果说在东西方的宗教体系里,我们在世所做的一切均被记录在册,会在某个时刻因为善行获得福报,也会因为恶行而遭受惩罚,那么身体也正是这样一个微观的"善恶记录体系"。当任何一个负面的想法(诸如羞愧、冷漠、愤怒、过大的压力和骄傲)出现在大脑中,其实神经就开始支配血管收缩(熟悉的情绪性高血压就来了),肌肉变得紧张(准备好了去战斗和抵抗),免疫力变得低下(因为你需要暂时压抑疼痛和炎症)。在压力和负面系统的调控下,你应该能看到很多熟悉的场景,比如开车时堵车的情绪,被朋友误解后的心情,与伴侣出现不和后的反应,等等。如果我们对这样的情绪和反应失去了觉察,久而久之就会觉得它们都是正常的反应,人生本该是喜忧参半的过程,中年罹患各类慢性病时就会觉得人老了都该如此接受宿命。

只是没有想到的是,负面情绪并不是凭空产生的,而是我们心中某些深层的需求没有被满足、被触碰后的反应。而它的产生就会让血压升高,让免疫力下降,真实地伤害身体。因此其实只要我们选择先去觉察它,分析它,就能很容易处理它。千万不要觉得这是少数人才有的能力,否则你如何解释为什么会有那些面对争吵依然心平气和的人,那些在亲密关系中用包容和沟通解决争端的人,那些到了80岁依然没有高血压、糖尿病缠身的健康老人。这一切都证明,失去对生命本身的觉察,才是一切失控的根源。所以"正念"是我们该有的状态,而失控才是应该被纠正的，饮食也是一样的道理。

这反映了人类的本能与经验观察下的一种共识——我们需要对自己的行为有所觉察。而这种觉察正是东西方共同认可的"正念"的由来。正念这个理念源于佛教的八正道，是一种修行的方法，用于让人们提升认知的境界。我们可以看看"念"这个字的结构，由上面一个"今"、下面一个"心"组成。也就是说，念可以解读为，把心放在今天，活在当下。

因此霍金博士在学习正念思想时，用西方人的"实用主义"把正念直接简化成了三个要点：有主动的意识，不带任何评判，聚焦当下。正念不仅是种修行之道，放在日常生活中更是被心理学广泛应用在减压和处理各类复杂的人际关系上。显然，我们同样也可以把"正念"这个看似不搭界的方法融入对戒糖饮食的指导之中。

结合具有实操性的戒糖方案，我来说说为什么正念饮食可以帮助我们真正摆脱糖与快消化碳水化合物带来的不必要的身体压力。

吃糖和快消化碳水化合物的动机在一开始就说的很清楚，它通常源于我们对美味和能量的一种本能向往和意识无明的状态。但是这个"瘾"也源于对欲望失控的延续，而并非人本该如此。那些充满游离糖和快消化碳水化合物的食物，一般是"甜、香、软、糯"必占其一的食物，天然代表着不费力就可以消化和快速供能的食物。所以正念的第一步，就是觉察两个事实：这类食物的本质和在生活中充当的角色，以及我们吃下它们之后的反应和情绪。

很显然，所有充满游离糖和快消化碳水化合物的食物所扮演的角色大概率上是零食，或者是热量需求非常高的人拿来补充能量缺口的美味食物。但是对于大多数并不缺乏能量的人来说，这类食物最常在人又饿又馋的情况下被当作解决欲望的载体，全部塞进嘴里。这个情景真的很像开车时的"路怒症"，往往是因为一些不可控而错不在自己的事情，但是不懂处理憋屈的情绪，又不能觉察自己身体积攒的压力，于是通过"发怒"和"谩骂"把这种负面的情绪发泄出去，但结果往往是越想越气，越骂越觉得愤怒。是不是很像你把甜甜圈当作解馋的食物后，又非常想再来一杯甜奶茶助兴？一旦失去对当下真实需要的觉察，我们就沦陷在味觉与情绪的愉悦中了。我们在馋的时候，应觉察到身体真正的需求大概率是来一点"娱乐性"食物，而不是用甜对味觉过度刺激，更不是因为缺能量而对食物有刚性需求。

如果失去了觉察，最后的结果就是不理解身体的真实需求，然后用无明而负面的方式伤害身体。中国古老的智慧告诉我们，食而不节、五情过度均能伤身。慢性病往往就是对失去觉察后错误应对的一种审判，判决的结果是必须忌口（糖尿病、痛风）或克制情绪（心脑血管疾病）。失去觉察的代价是不是很像透支了后半生的食物和情绪？

所以在觉察到身体的真实需求后，我们大概率就会做出真正有意义且正面的举措来处理这种不可抗的反应（比如外界施加的压力，以及来自体内的欲望）。如果说人生的常态是不顺心，那么用觉察的心主动迎接它才是顺应当下的做法，而不要企图通过发泄来赶走这种常态，否则你的生活常态会是负面情绪缠身。如此解释，你应该明白情绪化饮食的一地鸡毛和偶尔吃甜食的愉悦之间的巨大区别了吧？

"不带任何评判"则是更加升华的一个境界。很多时候，我们的确会停下来对当下的状态进行有意的观察，但是很可惜，这种观察往往是带着情绪的评价，而不是一种"中立的觉察"。当一阵对食物的欲望袭来时，你心中马上对自己的欲望和需求进行批判："我都已经这么胖了，腰臀比已经是'大妈'的夸张比例，大腿也已经这么粗，还有什么脸去吃那碗面？那些成功管理身材的人都不会吃这些食物，如果我连身材都管理不好，就更不配谈管理人生了。"

在这样一番看似人生管理的思考下，隐藏的其实是一层又一层伪装好的负面情绪。归根结底，这是对自我形象和对他人的莫名否定——大妈的腰围，腿粗与丑的关联，吃面与身材差的不合理联系，以及错误管理身材与人生的关系，看似很平常的感言，其实折射了一个个扭曲的价值观。说实话，在现在高度商业化的社会，很多不合理的舆论都会用"戳痛点"的办法刺激消费者最在意的点，以此博取大众的关注，激发购买欲。"管不住嘴的人管不住人生"这样过度标签化的话语就成为操纵人心的话语，然而它支配的却只是消费者的负面情绪带来的购买欲（买了产品就会摆脱这种失败感），是制造焦虑，然后贩卖这种人为制造出来缓解焦虑的商品的恶性商业循环，最后消费者往往被这种焦虑和掏空口袋的消费主义折磨得身心俱疲。

所以我们需要中立的觉察，而不是这种带着情绪，哪怕是所谓的正面情绪（俗称"打鸡血"），冲动地做某件看上去有益的事情。走极端非常容易过犹不及。比如听说蔬菜、水果好，于是直接放弃肉类、主食类，改成只用蔬果饱腹，这样自然会造成另一些营养不均衡的问题。最好的态度就是用中立的思维看待蔬果的好处，然后安排合适的量，吃够量后吃吃自己喜欢的东西填补剩下的胃口。其实活在当下就是这么简单。中立的理性加上愉悦的感性，才会有自由自在的心境，最后自然会有不期而遇的健康与美，这并不是什么运气，而是正确对待生命的馈赠。

所以，戒糖和戒掉快消化碳水化合物要三点合一——"专注+当下＋不加评判"。在购买食品和安排膳食的时候，我们要把注意力放在"控制游离糖和快消化碳水化合物的摄入量"这个主题上，当然背后的原理就是体重和代谢的健康。接着就是把注意力放在当下。所谓当下就是不要为过去吃了多少不该吃的而后悔，也不必担心未来是不是要一直压抑自己吃糖的欲望。你只需要观察当下是不是真的很想吃那块奶酪蛋糕，或者葱油饼。如果你的答案是肯定的，其实你应该跟随内心去吃，然后继续观察，只要没有饮食障碍（比如暴食症）或情绪障碍（抑郁症），你是不太可能因为吃个不停而过量的。当我们真的想吃某种食物的时候，吃后一定会感到满足和愉悦，而理智会让我们知道过量了，该停下来，这就是专注当下并且听从内心的过程。我时常这样倾听内心和身体的真实感受，在偶尔想吃一碗冰粉或者一块巧克力，而我知道它们是什么成分以及会对身体产生什么样的影响（纯粹从生理的角度解读）时，我会顺应当下的欲望去吃，而在满足了当下的欲望后，我自然不会想继续吃更多的这类食物，这并非压抑而是一种本能。相信我，你越是顺应内心，你的内心越懂得分寸；只有压抑和过度放纵才会让欲望爆发，而这两种行为都来源于不恰当的人生观。

听从当下内心的声音，无论你选择吃还是不吃，你都不会后悔所做的选择，这是所谓的不加评判的状态，也是一种"不以物喜，不以己悲"的境界。对于很多正在减重或者想维持体重的人来说，他们听从内心的选择吃了之后也许会产生内疚的感觉："又失败了，管不住嘴。"出现这种感觉又是什么原因呢？为什么聚焦当下还是会失控呢？这个问题就更需要引申到一系列问题上：我们给自己定下的目标是不是过于理想化，制订的计划是不是过于死板，定下的规矩是不是不够人性化（比如游离糖的设定量直接是 0）？心理学上的技巧我不再展开解释，但是要记住，专注于当下，听从内心，你便不会犯错。

我们在饮食中犯下的绝大多数错误，都是在无意识的情况下出现的。那个时候，你的内心并没有让你吃这么多，很可能是社交压力、朋友的示范效应使然，又或者是因为饮食习惯以及对食物本身的无知。我们只有真正做到格物致知以及知己知彼，才能处理好与食物的关系，从而做到知行合一。

顺应节律去吃，与血糖控制息息相关

如果说吃多少、怎么吃会影响血糖好理解，那什么时候吃也会影响身体对糖的处理又是什么原因呢？俗话说，"早上吃得好，中午吃得饱，晚上吃得少"，人的生理节律和饮食之间的关系正是我想分析的。虽然这句俗话并没有经过严格的科学检验，更不是实验室里得出的数据结果，但是它源于一种对生活和人体规律的长期观察。正如二十四节气一般，这是人类对自我认识直接、真实的结果。

事实上，越来越多的科学实验也逐渐证实这句俗语的正确性，即内分泌系统有明显的昼夜节律，而这个节律正是能显著影响我们对三餐的血糖反应的一种无形的力量。我们长久以来的亲身体会和观察也让我们有了一定认知。早餐质量对全天的充沛精力意义非常大，尤其是对于脑力活动者来说，早餐基本上可以决定一整个上午工作和学习的效率。而午餐承上启下，不仅要补充上午消耗掉的能量和消除饥饿感，还要负担下午4~6小时的活动，尤其还有下午非常容易困倦的问题，所以吃得饱（并不是吃得撑和多）就显得非常重要，而且可以非常有效地减少晚餐时的过量进食问题。"晚餐吃得少"，几乎是全世界公认的好习惯，却也是大家最难执行的一点，毕竟晚餐才是时间最宽裕的那一顿。而之所以要提倡晚餐吃得少（七分饱最佳），是因为晚餐也是唯一承接睡眠时间的特殊一餐，在晚餐后的 4 个小时内，我们基本上就要进入一种能量消耗最低的长时间活动——睡眠中。身体激素、器官都会在睡眠前逐渐做好准备，开始下调各种活动强度和功能来迎接修复身体的夜晚。消化系统和内分泌系统也是这样，所以在晚餐的时候，吃得过饱和吃太多快消化碳水化合物就会直接冲击已经很想休息的肠胃和胰腺，最后的结果就是它们不仅对食物和血糖处理不力，而且还很容易受到伤害。

因此要对血糖进行系统的控制，就要在总体热量固定的前提下，让早餐质量和热量变得更高，而晚餐相对热量降低。我们可以巧妙地把含有高碳水化合物的饮食放在早餐食用，而晚餐则以蔬菜、杂豆和富含蛋白质的食物为主。这样的饮食方式，已经被一些流行病学的随机对照试验证明对糖尿病病人控制餐后血糖有更好的效果。而不吃早餐的后果也远比想象的严重，它会加重 2 型糖尿病患者在午餐和晚餐后的血糖升高幅度，原理很可能是根据身体节律早上对营养和能量的代谢明显强于晚上。因此在身体代谢最旺盛的时间没有进食，而是把所有能量堆积到代谢开始减弱的时候，就会损伤身体的运行机制，从而造成控糖不力的状况，这个问题在患有 2 型糖尿病的人身上尤为严重。因为我建议大家想进行轻断食时，要找到自己的生物钟，再选择哪段时间保持空腹，而不是生搬硬套本书的推荐。

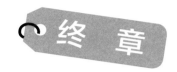
终　章

戒糖给你自由

　　诚然，克制能给我们自由，因为我们能从克制欲望中获得更大、更有长远意义的力量。但是，终极自由必然不是从克制中获得的，那是因为克制本身就是一种不自由。

　　真正的自由从哪里来？从对当下生活无条件的信任里来。你不担忧未来，便没有焦虑；你不后悔过往，便没有忧愁。健康的饮食是从认真对待每一口食物做起，多喝一罐甜饮料不会马上让你变胖，但是你需要知道它会给你的身体带来什么变化——高涨的血糖水平、加大马力代谢的细胞、胰岛素的分泌、脂肪的储存倾向。当你想到这一切，或许就不会想着再来一块蛋糕了。

　　这才叫真正的戒糖。

　　戒是一种审慎的态度，而不是用意志力抗拒，只有审慎地觉察当下，才可能会静心思考自己如何选择又如何承担结果，这就是定。而当你能定下心来，才能真正明白什么样的选择更有利于自我发展，最后引领自己走到该去的地方，这也就是所谓的慧。

　　信任当下，它是你唯一能掌控的东西。你要知道，当下的行为会对身体产生不可逆的影响，而这一步一步的影响最终塑造了你的身体、你的心情和你最终的人生。所以看到了吗？人生可控的只有当下的行为，如果你足够专注，真的把心放在当下，那么在吃饭的时候，或许真的没有那么多借口说："太忙了，就来3片面包吧！"因为当下要做的是给身体补充营养和能量，而不是在赶工之时随便糊弄自己的胃。或许你也不再沉溺于每天必点的那杯甜饮料，因为你知道身体对糖的诚实反应，知道血糖飙升和热量激增后的伤害。当下你唯一能改变的是，选择不买甜饮料，喝一杯现泡的绿茶，享受抗氧化剂带来的身心安慰。这都是当下能获得的快乐。

全身心信任当下的生活，才是真正的自由，而这也是健康饮食的起点，以及终点。